U0362977

微习惯

简单到不能再简单的自我健康管理法则

赵鸿丞/著

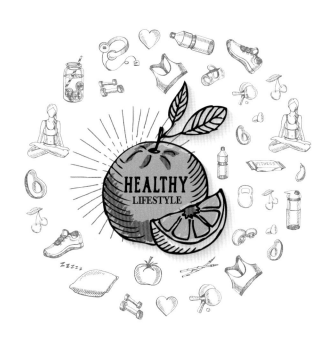

江西科学技术出版社

图书在版编目（ＣＩＰ）数据

微习惯：简单到不能再简单的自我健康管理法则 /
赵鸿丞著. -- 南昌：江西科学技术出版社, 2020.5
ISBN 978-7-5390-7022-3

Ⅰ.①微… Ⅱ.①赵… Ⅲ.①保健－普及读物 Ⅳ.
①R161-49

中国版本图书馆CIP数据核字（2019）第235941号

国际互联网（Internet）地址：http://www.jxkjcbs.com
选题序号：ZK2019323
图书代码：B19249-101

著作权合同登记号　图进字：14-2019-0277

微习惯：简单到不能再简单的自我健康管理法则　　　　　　　　　赵鸿丞　著

出版发行　江西科学技术出版社
社　　址　南昌市蓼洲街2号附1号　　　邮编：330009
　　　　　电话：0791-86624275　　传真：0791-86610326
经　　销　各地新华书店
印　　刷　北京柯蓝博泰印务有限公司
开　　本　710mm×960mm　　1/16
字　　数　153千字
印　　张　14
版　　次　2020年5月第1版　2020年5月第1次印刷
书　　号　ISBN 978-7-5390-7022-3
定　　价　49.80元

落实微习惯的正能量策略，找回健康生活新方式

林朝顺

新竹国泰医院急诊医学科主任

我与赵医师是在 2006 年相遇认识的。那时他刚完成台大一般外科住院医师训练，并且下乡服务约满。他决定转换跑道成为急诊科医师，以便有弹性休假日，可以定期出国旅游，所以我们成了急诊伙伴，一起工作及分享生活点滴。

他是一位旅游探险家，常会给我们提供一些美食玩乐的信息，大家都喜欢追寻他的脚步，生活过得颇有乐趣。急诊工作是非常忙碌的，而且要日夜轮班，生活作息异于常人，容易忽略运动，因此赵医师的体重不断上升，最终成为一位极有分量，且八风吹不动的急诊"台柱"。

作为一位急诊科医师，常要处理心肌梗死或脑卒中的案例。这些血管性疾病的发生，大都和生活方式、饮食习惯及体重过重有关系。然而每天面对人间的生老病死与苦难，并没有撼动我们毫无节制的生活。直到有一天，赵医师突然觉悟，他告诉我们，他想参加玉井瑜伽断食营。

大家起初都不信，然而之后他真的身体力行，三餐便当都是自己准备的素食，遇到无礼闹事的病人，也能平静对待，宛如修行的禅师。我之前并不知道这个巨大改变的力量来自何处，如今读完《微习惯：简单到不能再简单的自我健康管理法则》这本书，才知道这个秘密。

本以为这是一本教人减重的书，但其实赵医师是以"甩肉"为法门，引导人们进入健康的生活境界。肥胖有些是因身体器官异常引发的，但是大部分是由于人们心中欲望的纠结，表现在生活饮食上而形成的一种"结果"。

赵医师是过来人，深知源头所在，因此，书中有一半的篇幅在说明坏习惯如何造成器官的伤害，内容图文并呈，普通读者很容易看懂，其目的在于引发读者改变自己的"渴望"。有了动机，才能长久执行有纪律的生活，达到甩肉的目标。

然而好习惯的养成，如何实现？此书有巨细无遗的描述，带领读者一步一步从日常生活中改变。例如赵医师提出的"微习惯策略"，如果你觉得"每餐都素食"无法一下子做到，那么可以分解行动目标到"每天一口蔬菜"，直到这个微习惯养成之后，再慢慢增加目标难度。

以此"微习惯策略"，搭配正面的情绪、支持性的环境，并且在生活饮食上落实，就能提升心灵境界。这本书介绍减肥法的切入点，与坊间减重图书的不同之处在于，赵医师是从灵性的角度带动行动的改变。但此书不是佛教灵修指引，而是一本落实身心灵健康的生活宝典。此书值得人手一册，时时翻阅——相信你不仅能甩肉成功，还能提升对自己欲望的控制力！

结合专业西医与自然疗法的优势推动人类的健康

沈凤财

阿南达玛迦静坐教范师

阿南达玛迦玉井断食营负责人

认识赵医师，是在八年前他第一次来玉井参加我主持的断食营。当时的他确实体重超标许多，也没想到他的改变会如此之大。从他第一次参加断食营，到一段时间后第二次参加断食营，我发现他进步很大。他改变了饮食的习惯，在体质改善的同时，也开始认真学习阿南达玛迦的静坐，让心灵的进步与身体的进步同时进行。

参加我们断食营的学员不乏医学界人士，而赵医师是其中一位非常认真的知行合一的人。他不是一个个性很张扬的人，但是可以感觉到他在默默且用心地执行他新学到的身心灵健康知识。他不但自己身体力行，同时也愿意将好的想法与他人分享。尤其是在他决定转换"跑道"，投入更多的心力去推广自然疗法时，更是努力将他原先的西医专业知识与自然疗法知识结合。

现代医学对人体的认识还有很多的不足。如果有更多像赵医师这样心胸开阔的人，愿意投入自然疗法与现代中西医结合的研究，那么必然有更多的不明疾病可以得到进一步的改善与医治。

现代人面临的问题，除了传统的身体问题之外，还有过去社会及环境中不曾出现的化学物质问题，以及现代复杂社会演变出的复杂心理问题，甚至是复杂的身心交杂的问题。因此过去单纯的西医或是中医，甚至是自然疗法，可能都无法单独解决这种复杂的身心问题。而结合不同疗法的优势，就是对人类最大的造福。

在这本书里，我很高兴看到赵医师结合他的西医专业来推广自然疗法，更希望能看到这是以后的医疗趋势。祝福他在这条路上可以造福更多的人！

微调你的生活习惯，健康逆转胜！

赵鸿丞

在自然医学诊所的诊室里，我与求诊者坐在舒适的沙发上聊天，没有刺眼的日光灯，没有刺鼻的药水味。一个小时的看诊时间里，我与求诊者详细地讨论了他们的生活习惯与饮食习惯，并给出一些实际可行的行动建议。一个小时的时间，虽然已经比一般西医看诊的时间更长，但我来不及提醒他们的健康叮咛却还有很多。

从西医转换到自然疗法这一条路，可以说是一个偶然，但其实也是我的个性所造成的必然。由于自己与亲人的健康出了状况，我一直在思考要如何才能真正地克服疾病。考上医学系只是一个开始，也曾经在大学里的中医社寻求答案。大学毕业后，由于临床工作的繁忙，我暂时停止了思考这个问题。

在我参加了阿南达玛迦玉井断食营，接触到了印度传统密宗的灵修与自然疗法的方法之后，我又重新燃起了对追求真正健康的渴望。断食营里，持续的静坐、瑜伽与断食的修炼，让我的心境趋向乐观，一改我容易忧郁的个性，我的身体变好了，变得更有精神、更有活力、更美。6年内我减重了40公斤，而且基本不用任何药物或是极端的手段，依靠的只是养成的一个又一个好习惯。

在诊所里，我的病人有一半是癌症病人，肥胖病人倒是不多。想要甩肉，认真照书上的方法做，3个月内确实会有效果，之后持续4～5年会越来越接近理想体重且不复胖。但更重要的是健康状况要变得越来越好，而不仅仅是体重减轻而已。

当然我不是全盘否定西医，自然医学与西医两者各有优势，应该相互结合。对紧急状况、外伤、发炎需清创与引流的各种检查方法，如血液检查以及X光、CT等影像学检查，这些都是西医的强项。例如癌症的治疗，开刀只要不破坏太多的正常组织，都是利大于弊，该开刀还是得开刀；化学治疗、放射线治疗可在肿瘤进展快速或可能影响、压迫到重要器官时使用。但是如果想要追求治愈，减少复发的概率，改变自己是一定要的。改变不健康的饮食与生活习惯，锻炼自己以提升免疫力，找到有意义的人生目标，勇敢踏出改变的第一步，才能改变命运。

这些年来，我向亲友与病人推荐自然医学，发现不是每个人都能轻易地上手。毕竟改变自己从来不是一件容易的事。这让我迫切地想要总结一些经验，提供一些简单而有效的方法，让每个人都能够体会到自然医学的好处。但由于临床工作繁忙，一直找不出时间来动笔。直到万海航运慈善基金会的张幸雯小姐邀请我在她主编的《停泊栈》月刊中写专栏文章，经过一年的累积，终于获得原水文化林小铃总编的肯定，请我将这些文章改写成有系统的图书，才有了这本书的诞生。所以我非常感谢有这个缘分与读者们分享我的健康奇迹。

　　"追求健康，疾病自然远离"，是我的信念，也是我写这本书的动机，希望对你有帮助。

我的减肥史 | ——我是怎么发胖的?

　　我不是从小就胖的。小时候的我，外表看起来黑黑瘦瘦的，像一只猴子一样，爱笑也爱哭。

　　我的故乡在台南，没错，就是美食之都台南，一个连一碗阳春面都好吃到不得了的地方。

　　小学五年级，是我记忆中开始发胖的年纪。

　　我的母亲是家政老师。母亲最大的愿望，就是组织一个很有向心力的幸福家庭。她把家里打扫得一尘不染，厨艺也相当精湛。父亲是一位认真的警察，工作的时间非常长，回家时往往已经很累了。印象中的父亲，在家中总是在睡觉，加上父亲是一位十分看重朋友的人，很少顾到家，父母亲两人经常为此发生冲突。我的童年，可以说是在父母亲吵架的阴影之下度过的。

　　家庭的压力，让我开始逐渐以"吃"作为化解压力的方法。记忆中，一次要吃三碗阳春面才会满足，因此体重开始逐渐上升。小学毕业照中

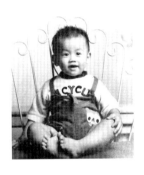

▲ 1974 年幼儿时期，爱笑也爱哭。

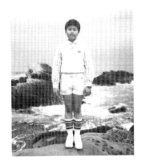

▲记忆中小学毕业的时候，体重开始上升。

的我，裤子已经绷得很紧了。

上了初中之后，课业压力变大，家庭中的压力也没有减轻。我记得自己是从那时候开始变得很喜欢听一些悲情的歌曲，肖邦的离别曲是我的最爱，个性开始有些忧郁的倾向，而体形也一直是胖胖的。

到了高中，为了准备大学联考，待在学校念书的时间很长，中餐、晚餐都是在外解决。这个时期，多半都是吃排骨便当、炸鸡排饭或面，饭后再来一杯珍珠奶茶——都是高油脂加上精制淀粉

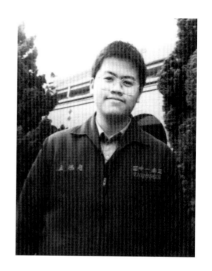

▲高中时期，由于课业压力大，加上三餐外食，长期摄取高热量食物，体重直线上升。

类的食物，再加上缺乏运动、整天坐着念书，想不胖都难啊！

在我那个年代，台湾地区的学生在上大学之前，都会上成功岭接受军训课程一个月。我们那一届因为人数太多，营区的连长把一些体形过胖的学员都找个理由给验退了。受到这个刺激，我终于开始想要减肥。

偶然间看了一本书《田启民谈减肥》，这本书提倡的减肥法是完全断除碳水化合物，但是肉类等蛋白质食物可以大吃特吃。我当时想："哇！这真是太棒了。完全是无痛减肥嘛！"可惜最后失败了，在我身上完全没有达到减重的效果。

尝试的第二个方法是运动锻炼，经常去操场跑步。后来因为加入学校的佛学社团，也开始尝试吃素。这两者结合的效果确实很好，这是我

第一次成功地将体重减下来，**从 80 公斤减到 65 公斤。**

但好景不长，在我念大三之后，医学院课程日渐繁重，运动的时间

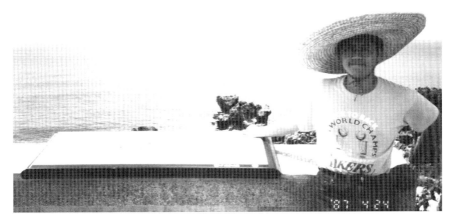

▲大学毕业时的体重，回到了刚进入大学时的 80 公斤。

变少，体重又逐渐回升。大学毕业时的体重，又回到刚进大学时的数字了。

大学毕业之后，担任部队医官时期，我就放弃吃素了，体重又开始直线上升。担任外科住院医师时期，手术的压力加上超长的工作时间，每每下刀之后光临摩斯汉堡，买日式炸鸡来果腹。

担任急诊主治医师时期，每个月会有七到八班的大夜班，急诊临床工作的压力也很大，还常常会有药厂业务员送的含糖饮料。放假时的休闲活动就是拜访各地的美食餐厅，有时还沉迷于网络在线游戏而熬夜。终于凑齐了所有发胖的因素，体重达到了 96 公斤。

先是来自工作、家庭与自我的压力，接着养成了不良的生活习惯，吃得过多、吃了错误的食物、缺乏运动、久坐且姿势不良、熬夜与日夜颠倒，就这样，肥胖与各种慢性病都找上门来了。

我的减肥史 II——12 个微习惯助我无痛减肥

　　2010 年参加阿南达玛迦玉井断食营是我成功减肥的转折点。断食营体验的记忆，变成了激励自己前进的力量。清晨时的宁静，大自然的蛙

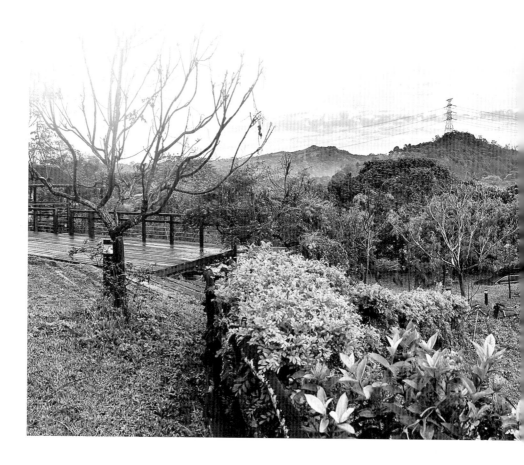

鸣鸟叫，一起奋斗的战友，断食成功的成就感，做完瑜伽体位法之后的放松感，甜美的灵性波流，超脱世俗观念的灵性哲学，这一切都变成我内心深处的指南针和指引我前进的目标。

回到家之后，虽然很努力地要维持在断食营中的健康习惯，然而，旧习惯的力量十分强大，大约两周之后，纷纷死灰复燃。

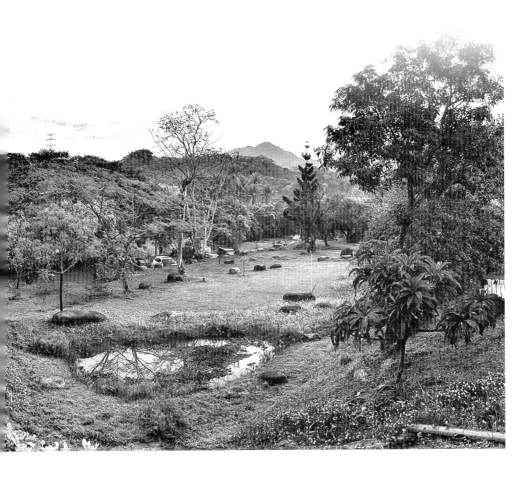

双脚不听使唤地走到急诊室对面的 7-Eleven 便利商店。

"赵医师好久不见，今天要热奶茶，还是冰奶茶？"熟识的店员亲切地跟我打招呼。

我回答："好难决定，一起打包带走好了。"

不过有一些容易做到的好习惯，比如做半浴、多喝柠檬水、多吃蔬果、五分钟静坐，就一直保持下来了。有时间也会做点瑜伽体位法。但即使只是这些简单的变化，好处也还是非常明显的。

鼻子过敏与鼻塞，在半浴之后改善了很多。睡觉时打呼与呼吸中止的状况，也开始改善。日常变得容易入睡，醒来之后的精神也变好了。有几次清晨四点多自动醒来，而且睡得很饱，自己都感到很神奇。

原本我的打呼问题很严重，有时候在医院参加会议打瞌睡，就会开始打呼，然后被自己的打呼声吓醒，搞得自己很不好意思。像这种情况也减少了。

体重也持续下降，虽然我几乎没有运动，只是偶尔跳一下在断食营学的瑜伽舞蹈。这也是让我感到神奇的地方，没有节食，没有运动，居然还可以减重。

个性变得比较乐观正面，不再容易陷入自怜自艾的坑中出不来。这让我在急诊室工作的心理压力小了很多。有时候遇到不可理喻的病人家属，被气到全身发抖，到休息室静坐五分钟，就能找到化解矛盾的方法，带着平静的心情回到诊间。

这些小小的变化，让我很开心，想要进步更多。由于精神体力改善了，似乎意志力也跟着提升了，开始尝试着自己在家断食。

刚开始的几次断食，人非常疲惫，傍晚之后几乎都会头痛，有时就会破功吃东西。不过我还是持续地尝试，半年之后断食时的痛苦就减轻了很多，成功率也大增。

我开始改用温水而不是太热的水来洗澡，夏天偶尔还洗冷水澡。皮肤因此变得比较光滑，毛囊发炎也减少了。当第一次被病人叫帅哥医生时，一向稳重老成的我，平静的心湖还是不免震动了一下。**感冒的频率与严重度也开始降低。**原本感冒症状都要一周才好，咳嗽甚至要拖两到三个礼拜，后来都是一两天就好了。最近三四年几乎没感冒过，最多只有身体觉得微微发热，做个半浴，洗洗鼻子，睡个觉，隔天就没事了。

我的改变，也开始影响到家人、同事与朋友。他们都很好奇，是什么样的力量让我改变这么大。其中有些人也开始跟着我尝试吃素与多喝柠檬水。母亲受到我的影响，一年半后跟着我去参加了断食营。小弟也跟着我做了好几次断食营的志工，困扰他多年的鼻窦炎与皮肤扁平疣，在半浴与洗冷水澡之后也不药而愈了。

每个月我都会抽空到台南玉井，找达达复习静坐，像海绵一样拼命吸收灵性的知识，干渴已久的内心，仿佛久旱逢甘霖。这段时间，是我身心灵都快速提升的时期，让我深刻地感受到走在正确道路上的喜悦。

我的减肥史 III——我如何化解减肥路上的挑战

养成好习惯的过程也不是一帆风顺的。

首先遇到的就是来自家人的阻力。妈妈是家政老师出身，很会做菜，各国料理、清粥小菜、甜点饮料都难不倒她。我们三兄弟从小就很喜欢吃妈妈做的菜。自从我改吃悦性素食之后，她就常常抱怨，不能用葱、蒜、香菇，她都不知道怎么做菜了。我还记得我曾经最喜欢的一道菜就是素火腿炒香菇。

"吃一口没关系吧？"

刚开始我也经常忍不住，从一口、两口、三口，一直吃到最后"不要不要的"。

但是随着身心越来越纯净，这些惰性食物开始让我觉得没那么好吃了，有时候甚至吃了会头晕，变得真心不想吃了。说来也奇怪，我自己不想吃之后，家人也很少再勉强我了。

与朋友的关系也是一个考验。由于吃的食物跟大家都不一样，一起聚餐的机会变少了，常常被朋友抱怨。一开始我还会勉强自己去参加这些社交活动，跟大家一起吃。但随着排毒有成，我开始有勇气在聚餐时点自己的特别餐。不知不觉间，身边的朋友也换了一轮了。现在跟朋友聚餐，基本上都是大家带自己煮的**悦性食物**来一起分享。

在减肥的过程中，我曾经遇到过三个瓶颈。

第一个瓶颈是在 85 公斤。瓶颈突破的关键在于参加菲律宾宿雾自然医学课程之后，澄清了一些原本不清楚的概念。例如台湾地区的素食人口**常常犯的三个错误是：摄取过量不健康的油、摄取过量精制淀粉类以及太少生食**。还有一些像是养成饿了再吃的习惯，都是上过课之后才更能体会到它的重要性。

第二个瓶颈在 75 公斤。原本我非常喜欢吃面条、面包之类的小麦面食类，也喝大量的乳制品，但是我不知道我的消化力其实无法负荷这么大量的致敏饮食。每年夏天，脖子、手臂都会发好几个月的红疹。但自从结婚之后，跟着老婆静仪暂时**戒掉了小麦与牛奶，体重马上像溜滑梯一样，"咻"的一声就下降了**。

第三个瓶颈在 65 公斤。突破这一关靠的是不外食。作为一个资深吃货，要拒绝各式各样的美食餐厅真的很难。而外食总是难免遇到地雷，各种过敏症状隔三岔五就会缠上身，阴魂不散。

结婚之后，**自己煮饭做菜的机会多了**，再加上后来都是直接跟小农们订有机与自然农法的蔬果，慢慢觉得自己煮的菜比外面餐厅的更好吃，充满了喜悦与成就感，这才达成不外食的目标，体重也一步一步地向理想目标靠近。

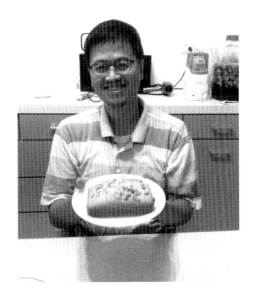

▲ 2012 年生日，自己做了面包。

由于我减肥的过程很长很慢，除了口腔黏膜溃疡与皮疹外，基本上没有遇到过太严重的好转反应。由于多吃蔬果与洗冷水澡的关系，也没有造成皮肤松弛或产生橘皮组织。

　　在各种好习惯的养成过程中，最大的挑战来自早睡的习惯。常常好几次身体好起来了，又开始熬夜上网。颓废堕落一阵子之后，我就开始痛定思痛，再次振作起来。慢慢地，我体会到了一件事——情绪失调很容易导致熬夜。因此工作结束后，情绪太亢奋时，就要赶快洗冷水澡、做瑜伽、静坐，让自己恢复平和的情绪。

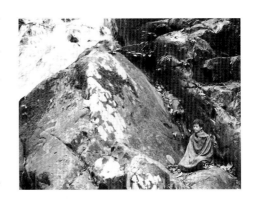

▲ 2017 年在马来西亚沙巴户外静坐。

　　七年的时间，就这样跌倒了再爬起来，努力地朝向目标迈进，中间也曾遭遇到母亲因病过世、自己离婚又再婚的人生变故。**还好有静坐与瑜伽，带我向内寻求内在的智慧；**还有许多良师益友的陪伴，带给我力量，帮助我战胜一个又一个人生挑战。**蓦然回首，我已经不再是从前的那个我了。**

我的减肥史 IV ——减肥成功的心法

减肥成功的关键，即四个字——**中庸之道**。

肥胖的根本原因来自身心的压力。饮食与生活作息的过度与不及，会带来身体的压力；没有正确的人生观，会带来心理的压力。压力会导致内分泌失调与自主神经失调，具体来说，就是肾上腺皮质醇亢进、交感神经亢进等，渴望高热量食物，进而造成血糖浓度升高、脂肪堆积。

因此，减肥必先减压。而任何违背中庸之道的减肥法，都无法避免复胖的命运。**早睡早起**，适度的体力劳动，避免过度的性行为，都是为

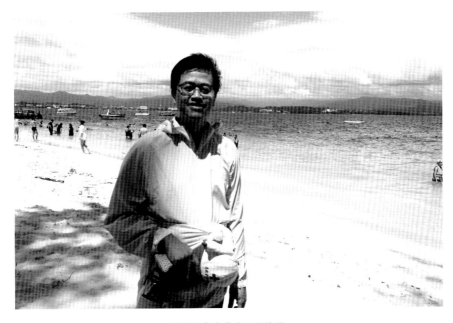

▲ 2013 年在马来西亚旅游。

了平衡内分泌与自主神经。**不饿不吃**，饿了再吃，可以避免让肠胃承受太大的消化压力。

关于进食的时机，我还有一点要说：肚子饿了，不一定代表身体需要食物！

很多时候，口渴、疲乏、毒素过多、情绪失调，都会造成肚子饿的假象，但吃东西并不能解决问题，反而会进食过量。因此，当两餐之间肚子饿时，大家可以先做以下几件事，不要急着吃东西。

（1）做半浴（详见 P80 ~ P82），清除一下眼睛、鼻子、嘴巴的毒素，平衡一下自主神经。

（2）喝水。

（3）平躺休息片刻。

（4）静坐五分钟。

（5）简单做几个拉筋或瑜伽动作。

你可能会发现，有时半浴做完就不饿了，有时喝了水就不饿了，**这就表示身体其实是累了、渴了，而不是饿了**。如果还是饿的话，要避免吃高脂肪的精制淀粉类食物，例如蛋糕与面包。因为比起这类食物，**身体其实更渴求纤维质、维生素、矿物质之类的营养**。水果、蔬菜、冷压橄榄油、燕麦粥、坚果，这些是比较好的点心食物，能够真正满足身体的需求。

减肥不需要挨饿，但一定要听从身体的声音，同时做到各种营养素**均衡摄取**。尽量摄取食物，而不是食品。蔬菜搭配其他食物可以保护身体，避免血糖与胰岛素浓度过高，所以减肥时一定要多吃各种蔬菜。

规律的断食，是对付肥胖症的"屠龙宝刀"。**空腹时血糖与胰岛素浓度降低，会打开原本被锁死的脂肪代谢，开始燃烧脂肪，如果再加上柠檬水的一臂之力，脂肪会燃烧得更快。**

除了每个月两次的规律断食，还可以实行每天的高峰断食，或称为间歇性断食。高峰断食指的是延长晚餐到隔天早餐之间的空腹时间，至少 13 个小时。**譬如说晚上 7 点吃晚餐，晚上 10 点睡觉，隔天早上 8 点再吃早餐。**睡觉时保持空腹，胰岛素与肾上腺皮质醇会双双降低，这实在是代谢掉脂肪最好的时机，千万不要浪费了。

规律灵修，提升灵性，是化解心理压力的"九阳神功"。具体做法就是遵守道德原则，每天早晚两次静坐，尽力去帮助别人。当我们行善之时，脑内啡会提升，肾上腺皮质醇会降低，幸福感油然而生。古人说："相由心生。"内在的心灵是建构身体的蓝图——一个轻盈的心灵，必然会有秾纤合度的体态。

目　录

第一篇　赵医说病

第三篇　避开路上的坑

第四篇　加速迈向健康大道

结　语

后记 & 感谢

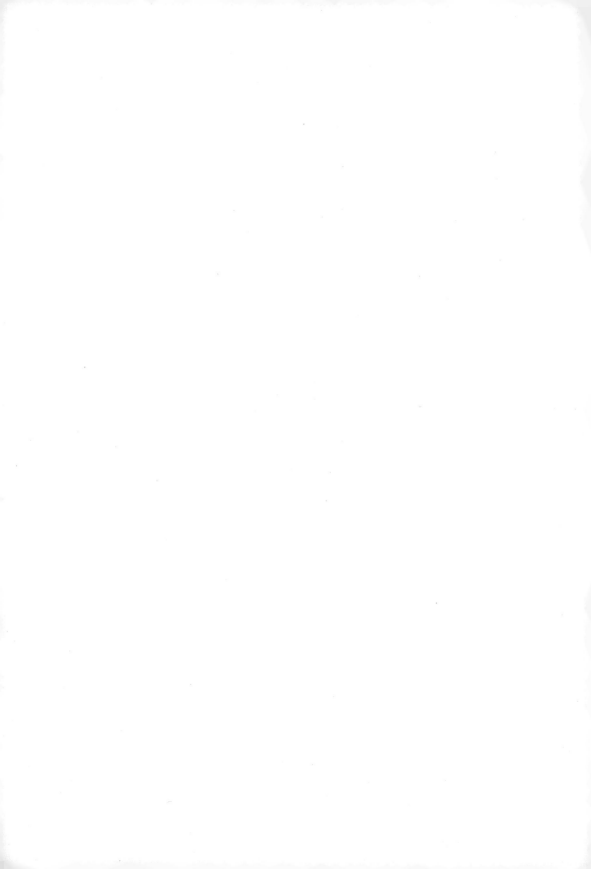

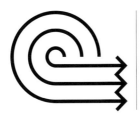

第一篇
赵医说病

　　生病是怎么回事？欠债还钱啊！以前总是辛劳工作，没有让身体有足够的休息、足够的营养，且带给身心大量的压力，久而久之，那些没有时间排出的毒素在身体里越积越多，总要找个时间来做大扫除吧！想要回到健康的状态，就一定得从了解生病的原因着手，之后才能微调生活习惯，达到身、心、灵全方位的净化。

第一章　甩肉 40 公斤的自然医学之旅

人为何会生病呢？

以前我是一位西医外科医师，在 2009 年，因为长期的外科与急诊工作，日夜颠倒，饮食不正常，已经出现失眠、心悸、气喘、慢性腹痛等严重的警示，身体也肥胖到 96 公斤。

有一天在看诊时，突然觉得腹痛难忍，不得不中断看诊，晚上又开始发烧，只好到急诊挂号，向学长求助。腹部 CT 扫描的报告显示，在胃、胰脏、大肠之间

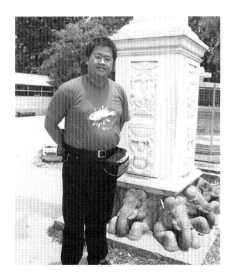

▲我是急诊科医师，工作压力繁重，且作息不正常，使得体重超标，有明显的肚腩。

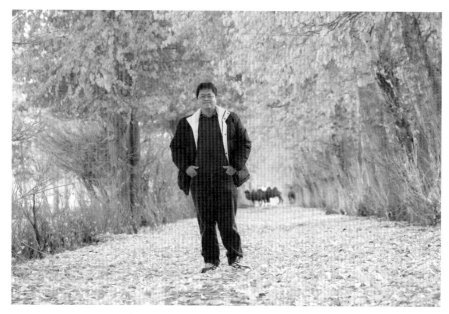

▲ 2009 年，摄于新疆。那是我最胖的时期，体重达 96 公斤。

的地方，长了一颗 3 厘米的囊肿，后来打了抗生素静脉点滴，隔天就退烧了。

　　得知这个结果，我也吓出了一身冷汗，开始自我反省：生活或饮食习惯到底出了什么问题呢？在这之前，吃美食一直是我最大的乐趣，也是我觉得最纾压的方法，即使是身体出现各种警示也不以为意。

　　但我的职业是西医，我十分清楚再这样生活下去，最后一定会导致各种慢性病缠身。虽然服用药物可以控制我的病情，但是如果不从根本上改变饮食与生活习惯，则下半辈子只能依赖各种药物度过了。我开始思考有没有别的出路。

　　以前曾在《天下杂志》看到一则人物采访，报道的主题是到台南参加断食营的经验分享。我心念一动，也许这就是我要找的路，于是立即上网搜索断食营。在众多搜索结果中，位于台南玉井的瑜伽断食营特别引起我的注意。在这个营队里，不但有新鲜无毒的蔬果与果汁供应，而且有静坐与瑜伽的课程。

　　回想自己在大学时期，曾参加过佛学社，后来因为工作太忙的关系，没有再继续静坐，但是心中念兹在兹，一直很想再深入地学习静坐。对于瑜伽，也是心仪已久，只是苦无入门的机会。所以毫不犹豫，马上报名了2010年元旦断食营的营队。一个抉择影响一生！我的人生，从此发生了天翻地覆的改变。

2010年玉井瑜伽断食营

　　这个设立在台南玉井的瑜伽断食营，隶属于阿南达玛迦组织。"阿南达玛迦"乃梵文Ananda Marga的译音，意即"喜悦之路"。阿南达玛迦组织是由印度籍灵性导师——雪莉·雪莉·阿南达慕提（Shrii Shrii Anandamurti）于1995年所创设的灵性暨社会服务组织。它一方面推广印度传统密宗瑜伽的修炼，经由静坐、瑜伽体位法及道德遵守，进行身、心、灵各个层面的全方位灵性锻炼；另一方面投入社会服务的工作，比如服务孤儿院、急难救助等等。

　　参加断食营前，我的体重是96公斤。**在营队的五天当中，我总共瘦了2公斤，而且在之后的一年之间，又瘦了10公斤，之后也没有复胖过，而且困扰我的失眠、心悸、慢性腹痛等症状，三个月后基本不再犯。**

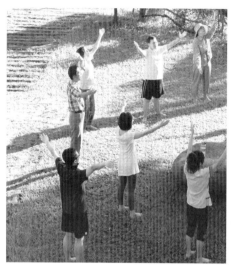
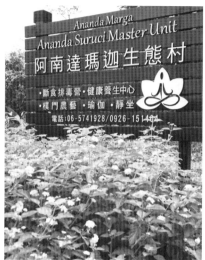

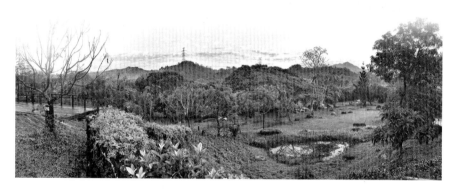

▲阿南达玛迦玉井道场是一个自然美丽的生态村。

这些身体的改变让我感到非常讶异。记得自己在初中时期，身体就开始处于体重失控的状态了，而且也尝试过各种减肥方法，但效果都不持久。那么，在断食营当中，到底发生了什么事呢？

　　第一个意外是原来断食营并不是完全没有东西吃。 在五天的营队课程安排中，第三天是只喝柠檬水，不吃东西，前后各两天都还是有食物可以吃的，而且是很美味的健康食物。第一天、第二天，营队的老师们会帮每位学员准备可口的悦性蔬食与果汁，以提供给身体细胞优质的能量。

　　悦性食物，就是对身心皆有益处的食物，例如五谷、豆类、根茎叶菜类、水果等等，但是不包含菌菇类及蛋。

瑜伽食物分类	
悦性食物 （对身心皆有益的食物）	·五谷类 ·豆类 ·根茎叶菜类 ·水果
变性食物 （只对身体或心灵一方有益）	·茶 ·咖啡 ·可可
惰性食物 （至少对身体或心灵一方有害）	·腐败的食物 ·大型动物的肉（如牛） ·刚生产过的母牛的奶 ·麻醉品（如吗啡、止痛药、安眠药） ·红扁豆、紫萝卜、白茄子、红落葵（红梗皇宫菜）、芥菜、洋葱、蒜、菌菇类 ·热带地区的荤食（如肉、海鲜、蛋）

　　在此之前，我是个美食主义者，放假纾压的方式，就是旅行及尝遍世界各地的山珍海味。让我讶异的是，这么简单的蔬食与果汁，不但好吃，而且吃过之后会觉得很满足，心情也逐渐平静下来了。

　　第二个意外是早晨喝大量的柠檬盐水。我并不是一个特别爱吃酸味食物的人，但也不排斥。不过营队里面用的柠檬数量，还是大大超出了我的想象。第二天早上我一共用了9个柠檬，泡成1000毫升浓浓的柠檬盐水，并且在一个小时内喝完它。之后就是彻底的解放，将肠道里面囤积的"陈年宝物"都给清空了，身体瞬间变得轻盈了，感觉特别舒畅过瘾。之后的每天早上都有喝柠檬盐水，不过浓度就不像一开始那么浓了。

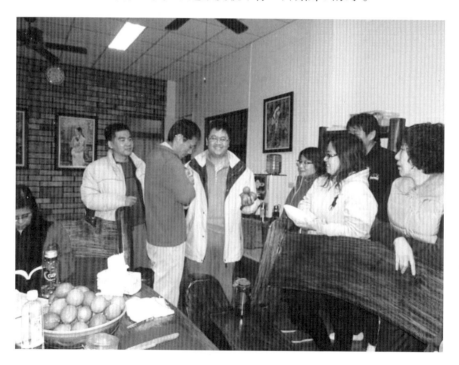

▲沈凤财老师会帮每个学员测试排毒所需的柠檬数量。

　　除此之外，在五天的断食营之旅中，每天早晚都有安排瑜伽与静坐的课程。当我第一次接触瑜伽体位法时，就非常喜欢这种完全放松的感觉，且每次做完体位法的大休息体式后，常常直接躺在地板上睡着了。

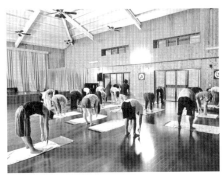
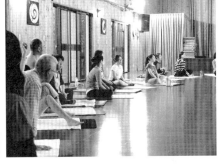

▲瑜伽课是最令人放松的时刻。　　　　　▲瑜伽体位法课程，有助于断食排毒的效果。

狄普提吗哪难陀（Dada Diiptimanananda）老师的静坐课程则是引导我们将心从外界收回来，往内探索。**在静坐专注的时刻，好多陈年往事浮上心头。通过大脑的冥想、沉淀与放松，我们找回了身体失去的平衡，升华了自己的灵性，犹如一场心灵排毒似的修炼。**

在营队中担任自然疗法课程教学的沈凤财老师，也给我带来了很多启发，仿佛是将我的人生打开了一扇窗，让我看到了人生道路上完全不一样的风景。当时我在心里想着："天啊，为什么我都快四十岁了，才接触到这些灵性与自然疗法的知识？如果能早一点知道该

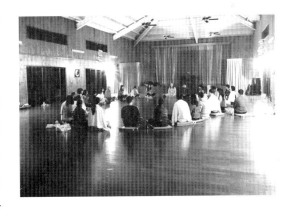

▲静坐课程，是一种心灵排毒。

有多好！"

五天营队结束之后，每位学员都觉得身心特别的轻松。最后分享课程时，有不少学员都感动得哭了，因为很多人在一生当中，都没有体会过这样的修炼，也都没有意识到原来健康是可以掌握在自己手上的。

这次参加断食营的体验让我深受震撼。回家之后，我坚持早晚各练习一次静坐，即使工作再忙，也要做个五分钟。如果有比较长的空闲，我也会把握时间练习瑜伽体位法。

这个微习惯的养成，很快就看到了成效。原本我的肚子很大，刚开始练习瑜伽身印的体式时，上半身会被肚子卡住，身体无法完全弯下去，但是持续做了三个月之后，我发现自己的头部往下伸展时已经可以碰到地面了，当时心里的激动，真是用笔墨难以形容的。

从此我相信，只要调整微习惯，每个人都能改善自己的健康。之后我就持续地练习静坐、瑜伽体位法，改吃悦性素食，每个月断食两次。我的精神与体力持续地进步着，我开始想要更进一步地了解这套体系背后的道理是什么。

从 96 公斤到 56 公斤

2012 年，我从断食营的老师那里得知，在菲律宾的宿雾有一个自然医学训练课程，为期一个月。课程内容是系统性地讲解瑜伽自然疗法，以及实做与讨论。当时的我已经开始思考人生规划与转型了，所以我就排除万难，硬是挪出了一个月的假期，参加了这个课程。

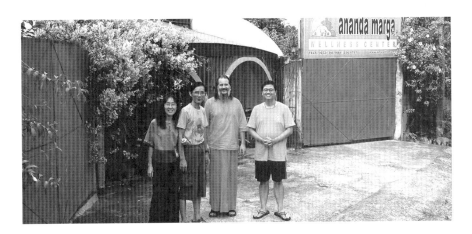

▲ 2012 年与断食营老师们在菲律宾宿雾 "阿南达玛迦养生中心" 进行了一个月的修炼。由左至右为：钟玉容老师、沈凤财老师、瑜伽难陀阿阇黎、我（体重约 75 公斤）。

　　与我同行的还有玉井断食营的几位老师，有沈凤财老师、钟玉容老师、瑜伽难陀阿阇黎等。

　　在宿雾有一个养生中心，主持人是达摩吠陀难陀。他是阿南达玛迦的出家人。在为期一个月的课程训练中，达达系统性地向我们讲解

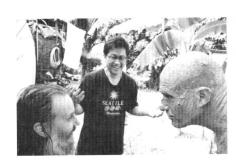

▲ 在宿雾进行泥敷的课程，泥土像磁铁般吸摄着身体里的毒素。

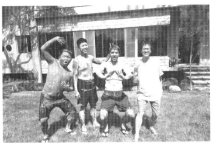

▲ 2017 年在玉井蔬果营与学员们一起回归大自然，运用泥敷进行身体的解毒、排毒（右一为 56 公斤的我）。

了瑜伽自然疗法的知识。与此同时，我也进行了长达九天的蔬果汁断食，这是我第一次执行长期的断食。每天除了上课之外，还有学习与体验各种自然疗法，如日光浴、泥敷、蒸汽浴、水疗，当然还有每天的静坐与瑜伽体位法时间。一个月下来，收获是颇为丰盛的，不论是在知识还是在身体健康方面，都有长足的进步。

在九天的流质断食期，每天都有补充新鲜的蔬果汁、椰子水、柠檬汁，晚上还有美味的蔬菜清汤。除此之外，还会服用白土奶（Bentonite，一种火山黏土矿）来吸附肠道毒素，每两天还会做一次克内魔（Colema）灌肠。这些对我而言都是新奇的体验，但我的精神体力一直都保持得不错，其中也有好几次的静坐都非常深入，是令人难忘的体验。

从宿雾回到台湾地区后，我开始身体力行在宿雾养生中心学到的知识。很快地，我的精神体力变得越来越好，体重也持续下降，朝着我的标准体重迈进。**虽然我并没有刻意地去减肥，但靠着持续的静坐与瑜伽体位法的帮助，我变得能够保持稳定的情绪，而且能够坚持健康的饮食习惯与生活习惯，身体也逐渐习惯了每个月两次断食的节奏，最终我的体重达到历史最低的 56 公斤，六年整整减了 40 公斤。**

★名词解释

阿阇黎

阿阇黎（Acariya）是梵文发音，意思是教范师。瑜伽难陀阿阇黎来自英国，是阿南达玛迦的出家人。一般都昵称男性教范师为达达（Dada），女性教范师为嫡嫡（Didi）。

白土奶

白土奶（Bentonite），一种火山黏土矿。可在断食期间服用，用来吸附肠道内的毒素，尤其是带正电的重金属毒素。

克内魔灌肠板

克内魔（Colema）灌肠板，从外形看是一块硬塑料制成的长方形板，可以架在坐式马桶上，让人躺在上面进行清水灌肠。灌肠的水大约是 20 升，管子上有止水开关，可以自行控制。当感觉肠子压力大时，可以直接解便。克内魔板架在马桶的那一端有开口，可以让大便与灌肠液流入马桶内。不断重复灌水与解便，直到将 20 升的灌肠液用完为止。

克内魔灌肠可以用来清洗肠道内的污物，在长断食期间使用，可以缓解倦怠、头痛等不舒服的症状。

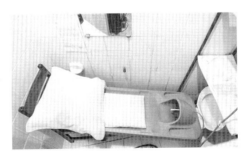

▲克内魔板。右方开口架在马桶正上方。

第二章　生病的真正原因

　　断食营的经历，让我重新开始思考人为什么会生病这个问题。人生在世，总是难以避免生老病死，大多数的人都是在追寻快乐、避免痛苦，也因此大家都不喜欢生病，觉得这是痛苦的事。自古以来，关于人为什么会生病这件事，我们的祖先也一直在追寻答案。

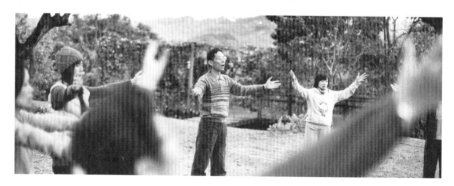

▲断食营的学员，早起到户外做运动与深呼吸。

　　中医经典《黄帝内经》开篇记载，黄帝问岐伯："余闻上古之人，春秋皆度百岁，而动作不衰；今时之人，年半百而动作皆衰者。时世异耶？人将失之耶？"岐伯回答："上古之人，其知道者，法于阴阳，和于术数，食饮有节，起居有常，不妄作劳，故能形与神俱，而尽终其天年，度百岁乃去。"从这一段话可以清楚地知道，我们的老祖宗认为生活作息不正常、放纵欲望、情绪失调是生病的主因，所以想要长寿而健康，需要知道这个"道"。

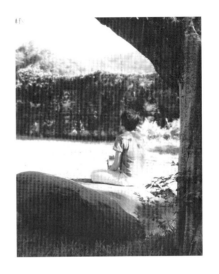

▲生活作息正常，累了就要休息，可以保持身心健康。

　　那什么是"道"呢？简单的解释即是"做人的道理"，顺着自然的节律，该吃的时候吃，该睡的时候睡，该下班就不要加班赶工作。凡事不过度，同时要有正确的人生目标。"啥？就这么简单吗？"没错，就是这样的简单。但是这么简单的几句话，其中的内涵丰富，意味深长。

自然节律与生物钟

　　《黄帝内经》成书两千多年后，2017 年的诺贝尔生理与医学奖，颁给了研究生物钟的纽约洛克菲勒大学的迈克尔·杨（Michael W. Young）博士等人。迈克尔·杨博士等人成功地找到并分离出细胞内的各种节律基因，比如 Period（PER）、Timeless（TIM）、Doubletime（DBT）等等。**细胞是借由这些染色体 DNA 上节律基因的表现来控制生命节奏的，我们称之为"生物钟"。**

人类身体内在的生物钟非常精确，周期大约是 25 个小时，但可以根据外界的昼夜变换同步成 24 个小时。每个周边器官都可以表现出生物钟，而中枢的生物钟位于大脑内的视交叉上核

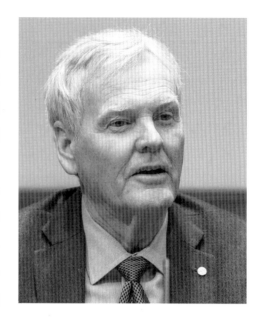

▲迈克尔·杨（Michael W. Young）博士。

（Suprachiasmatic Nucleus, 简称 SCN）。大脑中的生物钟通过自主神经系统与内分泌系统，和全身的细胞沟通协调并同步运转周边生物钟的运行。

人体的各种生理反应，如睡眠与清醒、消化与吸收、分解与合成、免疫反应等等，都仰赖全身各个器官系统的通力合作。人与人之间合作时，大家要约定时间，依靠每个人的手表来统一彼此的时间数字，否则工作步骤及整体的作业顺序一定是一团混乱的。人体也是一样，每个器官的"手表"也要互相校正，彼此之间才能合作无间。

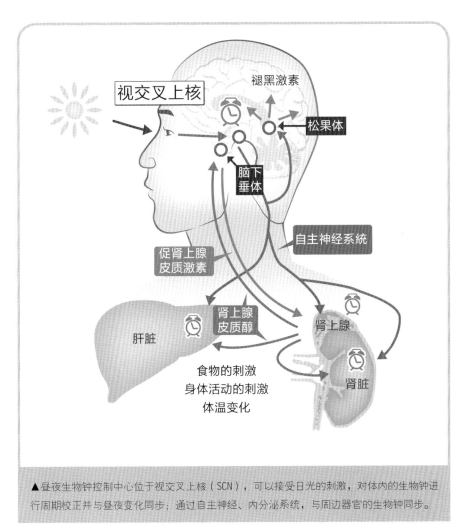

视交叉上核

褪黑激素

松果体

脑下垂体

自主神经系统

促肾上腺皮质激素

肾上腺皮质醇

肝脏

肾上腺

肾脏

食物的刺激
身体活动的刺激
体温变化

▲昼夜生物钟控制中心位于视交叉上核（SCN），可以接受日光的刺激，对体内的生物钟进行周期校正并与昼夜变化同步；通过自主神经、内分泌系统，与周边器官的生物钟同步。

　　近年来关于生物钟的研究突飞猛进，科学家们已经发现：生物钟混乱，会引发内分泌系统、自主神经系统、免疫系统的混乱，进而导致很多慢性病发生，如失眠、肥胖、糖尿病、心脏病、抑郁症、癌症

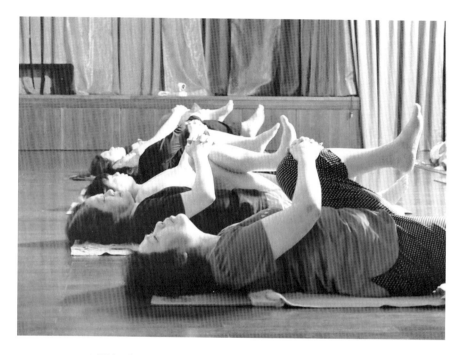

▲保持正常的生活作息，坚持运动，顺着大自然的节律来生活。

等等。而睡觉、饮食、运动等生活作息不正常，是导致体内生物钟混乱最主要的原因。由此可见，顺着大自然的节律来生活，对健康的影响有多么的重要！

不要太 Over！过与不及都被视为压力

那么凡事不过度，又有什么重要性呢？大家知道，吃得太少、营养不良会生病，但你知道营养过剩也会生病吗？其实不只是吃饭，睡觉、运动也一样，过多或过少都不行，都会让人生病。**对我们身体来说，这**

种过与不及的状况，都被视作一种压力。对于压力状况的处理，会通过自主神经与内分泌系统来做出反应。

自主神经和一般的感觉与运动神经不同，是我们体内无法靠意识控制的神经，主要控制心跳、血压、呼吸、体温、内脏等等。自主神经可分为交感神经与副交感神经。当我们面对压力时，交感神经的活性增强，会让心跳变快、血压变高、呼吸急促、体温升高。

譬如说，我们的远古祖先在山上突然遇到凶猛的老虎时，或是因为种族冲突必须与其他族群展开暴力战争时，碰到这一类负面的压力反应，身体会瞬间提升交感神经的作用，让肌肉暂时变得更有力量，不论是要

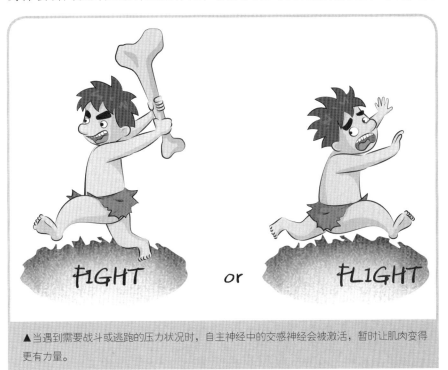

▲当遇到需要战斗或逃跑的压力状况时，自主神经中的交感神经会被激活，暂时让肌肉变得更有力量。

逃跑还是要打架，都会更有胜算。当压力解除后，交感神经才会平静下来，副交感神经则开始兴奋起来，让人体可以安稳休息、进食及睡觉。

　　内分泌系统对于压力的反应，主要是由肾上腺素分泌的各种压力激素决定的。这类激素主要有两种：肾上腺素与肾上腺皮质醇。肾上腺素用来应对急性的压力，作用与交感神经类似。而肾上腺皮质醇则是将身体的后勤补给动员起来，分解脂肪与蛋白质，转换成葡萄糖，满足肌肉与大脑的紧急需求。肾上腺素作用快，皮质醇作用慢而持久。

　　饥饿时、熬夜时、运动过度时，交感神经和肾上腺对于压力的这些反应会帮助我们应对各种紧急状况。但是**一旦压力状况持续得太久，急性压力变成慢性压力**，交感神经过度亢奋与压力激素的各种副作用就会

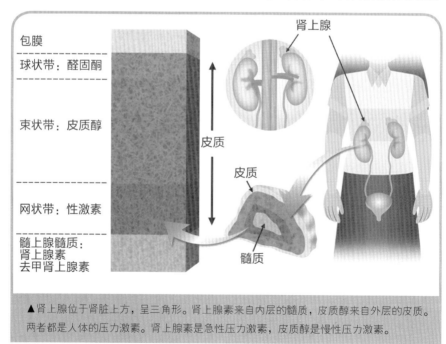

▲肾上腺位于肾脏上方，呈三角形。肾上腺素来自内层的髓质，皮质醇来自外层的皮质。两者都是人体的压力激素。肾上腺素是急性压力激素，皮质醇是慢性压力激素。

开始出现。例如：血糖浓度一直持续偏高会引发糖尿病；大脑一直保持警觉则会导致失眠；蛋白质一直被分解而无法被合成，就无法修复与补充受伤的皮肤、黏膜、免疫细胞，引发皮疹、黏膜溃疡与免疫力低下。

过度竞争带来心理压力

各种情绪也是压力的一种来源。当我们恐惧或生气时，一样会启动身体的压力反应，交感神经与肾上腺素会被动员起来。情绪压力也会促使肌肉紧绷、骨架歪斜而导致内脏疾病。现代文明社会中，虽然与人打架的概率低，但是另一种形态的战争却无所不在，那就是过度的竞争意识。人生的比赛从每个人很小的时候就开始了，从比爸妈,比成绩、才艺、学历、工作、婚姻、财富,到比子女成就，几乎无所不比。比输时的难过是一种压力，压力激素会持续分泌。而比赢时的快乐呢？咦，居然也是一种会引起压力激素上升的情绪。

快乐与喜悦不同，前者是一种压力，后者不是。平静的喜悦在现代社会中是一种难得的品格，而要具备这种品格，需要有正确的人生观。什么是正确的人生观？**凡是能引导人走向平静与喜悦的，就是正确的人生观，比如慈悲为怀、爱人如己、万物一体、用合作代替竞争等等。**

正确的人生观可以带领我们走出种种情绪波动——忧郁、生气、焦虑、恐惧、狂喜，心灵逐渐变得平静而喜悦。当情绪稳定了，压力激素也随之下降，可以让我们不再被种种因压力而产生的慢性病所困扰。

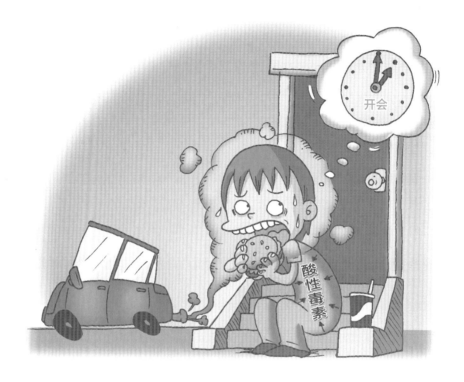

▲情绪的压力会引起压力激素上升。

确立正确的人生目标，对于健康的追求非常关键，因为**思想决定行为，行为变成习惯**。各种习惯最终会对健康造成巨大的影响。

坏习惯让人生病

在宿雾的自然医学训练课程中，让我印象最深刻的一句话是："肚子不饿的时候吃东西，是累积毒素最常见的坏习惯。"这句话真是完全颠覆了我的认知。从小养成的生活习惯，让我们觉得一日三餐是天经地义的事，即使肚子不饿，到了吃饭的时间，就该去吃饭。没想到这样的饮食习惯却会造成毒素累积，进而影响身体健康。

毒素是什么？达达给毒素下的定义是"没有被排出的废物"。达达对毒素的这个定义，比毒理学对毒素的定义范围要广。在毒理学中，所谓的毒素是指会对有机体造成损害的物质。但是在达达的瑜伽自然疗法中，毒素的这个定义是"没有被排出的废物"，可能包含一些人们通常不认为是毒素的东西。

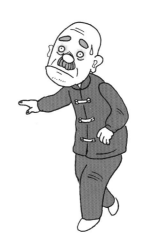

▲ 年纪大的人，盐摄取过量，会堆积在身体里，造成细胞与组织水肿。

譬如说盐，一般不被认为是毒素，但是在年纪较大或新陈代谢较差的人群中，却会成为堆积在身体中排不出去的毒素，造成细胞与组织水肿。又比如说蛋白质，很多人都认为蛋白质是营养素，但是摄取过量的蛋白质会对肾脏造成损伤，或者在人体内引起慢性过敏。

除了身体的毒素之外，还有心灵的毒素。郁积在心灵中的不良情绪，如果无法排解，也是会引发疾病的。这些身体与心灵的毒素，才是引起我们生病的真正原因。

排毒，排毒，排什么毒？

在瑜伽自然疗法中，对于这种广义的毒素（体内没有被排出的废物），
我们可以将之分成几个来源：

（1）过多的脂肪、蛋白质、糖类等营养素，也算是毒素。

（2）肠道有害菌（非益生菌）产生的毒素。

（3）因皮肤或黏膜损伤而进入体内的大分子。

（4）体内死掉的细胞、细菌残骸。

（5）环境毒素，如二噁英、农药、除草剂、重金属、环境激素、
塑化剂、有毒石化塑料产品等等。

许多坏习惯，比如熬夜、不喝水、吃夜宵、长期坐着玩电脑，都会
让身体产生的废物的数量增加，排出废物的能力降低。这些来不及排出
的废物，就是一种毒素，会引发各种症状与疾病。

肥胖就是其中之一，我自己以前也深受其害。由于长期熬夜、压力
过大、蔬果摄入不足，导致新陈代谢变差，过多的脂肪堆积在身体内，
使得器官功能衰退，引发多种慢性病。**脂肪细胞会分泌发炎因子，甚至**

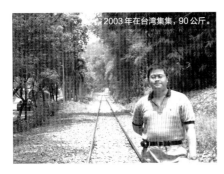
2003 年在台湾集集，90 公斤。

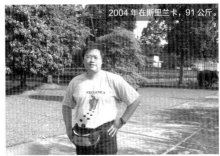
2004 年在斯里兰卡，91 公斤。

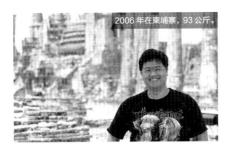
2006 年在柬埔寨，93 公斤。

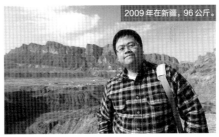
2009 年在新疆，96 公斤。

▲ 2009 年之前，喜欢到处旅行的我，体重近百公斤。

会让全身到处发炎，变成所谓的发炎体质。肥胖与饮食内容、饮食习惯、生活作息不正确有很大的关系。

消化不良是万病之源

我们每天吃下去的食物，如果可以完全消化吸收及排泄的话，就不会对身体造成问题。但是如果因为种种原因造成消化不良，这些没有消化完全的食物就会滋养肠道的细菌。这些食物会被腐败菌发酵、利用，产生各种代谢废物，而有些废物对人体是有毒的。

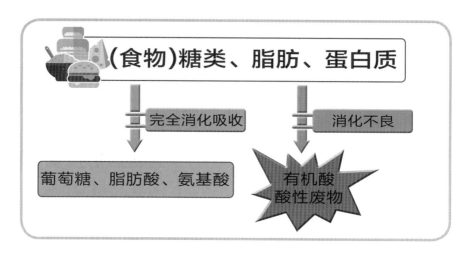

根据日本微生物学家本间道、光冈知足的研究，肠道腐败菌可能会产生氨、硫化氢、粪臭素、腐肉素、尸毒素、神经碱等十几种有毒物质。这些有毒物质经由大肠与肝脏之间的门静脉进入肝脏。

如果肝脏的解毒能力正常的话，就可以把这些毒素完全分解。但要是因为缺乏营养素、缺乏能量或其他原因，肝脏无法将这些毒素完全分解，这些毒素就会经由血液进入人体全身，造成全身各个器官的慢性发炎。

存在于肠道里的腐败菌与毒素，也可能造成慢性发炎，而引发"肠漏症"。小肠黏膜细胞原本是紧密结合的，不会让肠道里的细菌、食物大分子进入。但是如果产生了慢性发炎，就会使小肠黏膜细胞之间产生缝隙，让这些细菌与食物大分子进入淋巴与血液中，进而引起慢性过敏或发炎。失眠、自主神经失调、过敏性鼻炎、过敏性皮炎、关节肌肉疼痛等等，都可能是这种慢性发炎的结果。

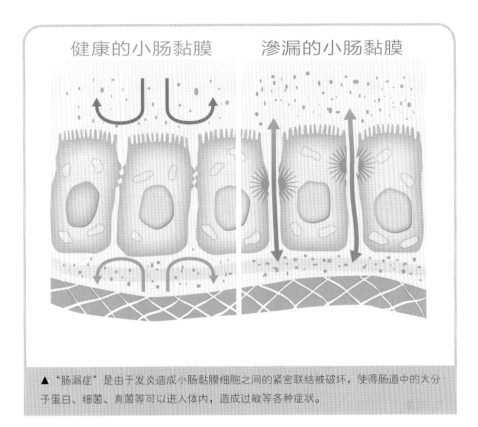

健康的小肠黏膜　　　渗漏的小肠黏膜

▲ "肠漏症"是由于发炎造成小肠黏膜细胞之间的紧密联结被破坏，使得肠道中的大分子蛋白、细菌、真菌等可以进入体内，造成过敏等各种症状。

　　毒素累积与酵素不足有很大的关系。我们先来了解一下酵素是什么。酵素是近几年非常流行的养生食品。其实所谓的**酵素，又称为酶，本质是一种蛋白质分子**。所有的生物几乎都会分泌酵素，我们人体自身也会分泌。市面上卖的酵素，主要是来自植物与细菌的发酵。

　　酵素是人体内各种生化反应的催化剂，要是人体分泌的酵素不足的话，很多生理功能都要停摆了，例如食物的消化、废物的清除、合成新的红细胞、合成各种内分泌激素等等。合成酵素的原料是各种氨基酸，加上镁、锌、硒、锰等等酵素活性元素。此外，合成酵素也要耗费身体的能量。因此，身体合成酵素的能力是有限的。

酵素要正常运作，还需要一些辅酵素（辅酶）与维生素的协助，譬如说辅酶 Q10、维生素 B 族。另外像一些**抗氧化剂，如维生素 C、维生素 E、硫辛酸，可以帮忙清除活性氧**。活性氧过多时，酵素会失去功能，而这些抗氧化剂可以让酵素恢复功能。我们身体也需要这些营养素，让酵素能够正常运作。

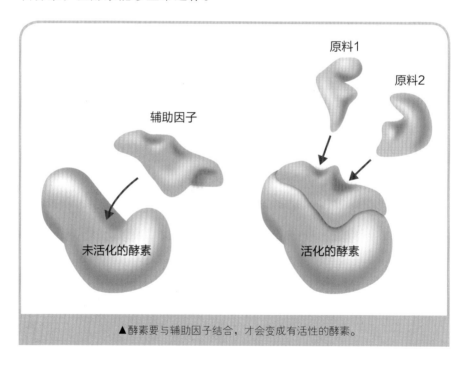

▲酵素要与辅助因子结合，才会变成有活性的酵素。

酵素可以大致分成两种：一种是用来消化食物的消化酵素；其他的酵素我们称之为代谢酵素，用来统称身体内各种新陈代谢所需的酵素。

我们的身体会优先制造消化酵素。

如果我们吃得太多，或者吃的东西太难消化，就会消耗太多的消化酵素。这样一来，就没有足够的原料与能量来产生足够的代谢酵素了。

若是代谢酵素不足的话，身体很多新陈代谢的生化功能就无法顺利地进行，譬如说对死去的细胞残骸的清除。**身体的废物清除不掉的话，也会造成身体机能的下降或者慢性发炎，从而产生各种症状。**

代谢酵素不足，也会造成肝脏解毒能力变差。比如农药、除草剂、重金属、有毒塑料等等这些环境毒素，对人体的伤害就会变得更大了。因此，代谢酵素不足，会造成人体内毒素的快速累积，使身体开始产生不适的症状与疾病。

毒素如果堆积在内脏器官里面，就会影响到原本器官的功能，比如堆积在肝脏中的脂肪（造成脂肪肝）、堆积在胰脏中的淀粉样蛋白质、堆积在大脑中的淀粉样蛋白质。这就好像一个房间中如果堆满杂物，就会影响到原本房间功能的正常使用。随着这些**器官中的废物越来越多，肝脏、胰脏、大脑这些器官的功能也就越来越差。**

当缺乏营养素与酵素时，身体就无法以正常途径将毒素分解与清除。此时，我们身体的免疫系统会试图以发炎的方式来清除毒素。但是，**发炎可能会造成红、肿、热、痛等症状，让人觉得不舒服；发炎之后的纤维化，也会进一步让器官功能退化。**

组织器官堆积的废物也会引来有害的微生物，例如细菌与真菌的增生，而细菌与真菌的代谢产物会进一步毒害器官，引发免疫细胞的攻击，造成发炎。**这也是毒素会引起我们生病，出现不良症状的原因。**

毒素累积可能会造成 3 种后果

（1）毒素累积会
造成器官功能下降。

（2）毒素累积会
造成慢性发炎。

（3）毒素累积会造成
有害微生物的增生。

古人说："病从口入。"这真是生活智慧的结晶。让我们总结一下前面几段讲的重点：消化不良会造成肠道中有过多的食物残渣，引起腐败菌增生，产生毒素，也会造成肠道慢性发炎，引发肠漏症，让更多的毒素进入体内。消化不良也会消耗过多的消化酶，造成代谢酶不足，体内的废物开始堆积，同样会造成慢性发炎，让器官功能变差。

所以说，没有食欲的时候吃东西，是造成体内毒素累积最主要的坏习惯。**当我们没有食欲时，体内消化液的分泌是不足的，此时吃东西很容易造成消化不良，也就容易造成毒素的堆积，并产生各种不适的症状。**因此，如何避免消化不良，是我们整个健康养生之道的重点。

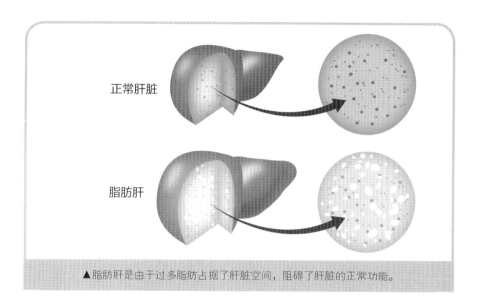

正常肝脏

脂肪肝

▲脂肪肝是由于过多脂肪占据了肝脏空间，阻碍了肝脏的正常功能。

正常大脑　　阿尔茨海默病患者的大脑

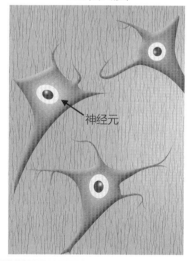

神经元

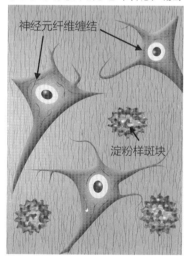

神经元纤维缠结

淀粉样斑块

▲左图为正常人大脑中的神经元。右图为阿尔茨海默病患者大脑中的神经元，神经元之间堆积着各种淀粉样蛋白的斑块。

第三章　急性疾病——毒素累积的第一阶段

根据毒素在我们身体内累积的程度，我们可以把毒素造成的症状与疾病分成三个阶段：急性疾病、慢性疾病、器官衰竭。首先，我们来看看毒素累积的第一阶段会产生哪些急性症状。

疲倦

当体内废物开始增加时，我们的身体会开始采取各种手段来加速废物的分解与排出。首先，我们会感到疲倦，这是因为血液中的废物与毒素影响到了我们的大脑。**疲倦会让我们多休息，这样就可以节省一些能量，以保证肝脏与肾脏的解毒、排毒需求。**当毒素量更大时，我们就会开始觉得头晕与头痛，这是身体发出的一个更强的信号，强迫我们不要工作，该去休息了。

咳嗽、流鼻涕

呼吸道的废物排出会增加痰与黏液，而咳嗽可以帮助排出这些呼吸道的废物，流鼻涕则可以帮助排出鼻腔的废物。这些症状都有助于体内废物的排出。

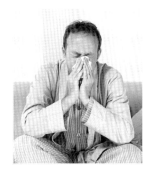

▲ 流鼻涕可以帮助排出鼻腔的废物。

呕吐、腹泻

当血液中的废物与毒素增加时，会引起呕吐反射。当胃部受到浓度太高的毒素刺激时，也会引起呕吐。借由呕吐，可以将胃道的废物与毒素直接排出来。另一方面，**呕吐可以顺道排出一些胃酸，降低血液的酸性。**这样可以平衡一下体内因为酸性毒素增加而造成的酸碱不平衡。

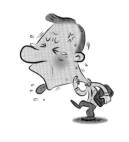

▲ 呕吐可以排出胃酸，降低血液的酸性。

肠道毒素浓度太高时，就会引起拉肚子，加速毒素的排出。**在得急性肠胃炎时，不要太早用药物止泻，否则会让这些毒素留在体内，排不干净。**

皮疹、黏膜溃疡

当体内毒素太多，无法借由正常途径
排出时，就有可能通过皮疹与黏膜溃疡这
种不正常的方式排毒。

皮肤与黏膜的毒素过多，会造成慢
性发炎，也会造成有害微生物的增生。
**改善皮肤与黏膜的症状，最好的办法就
是多喝水**，加速毒素从肠道与尿液排出。

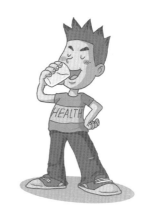

▲ 多喝水可以排出肠道的废物及身
体的毒素。

发烧

当体内毒素过多，免疫系统或其他器官功能低落时，可能会引起病
毒、细菌或真菌的增生与入侵，这时候就会发烧（体温超过37.3℃）。
发烧是人体为了反制这些入侵的病原菌而采取的一种调高体温的手段。

当白细胞开始与这些病原菌作战时，如果敌军太过强大，就需要呼
叫支援。白细胞会释放细胞激素 IL-6（Interleukin-6）等产热素，通知
大脑下视丘下令将体温调高，全身就开始动员起来：皮肤的血管会收缩
减少散热；竖毛肌收缩让体毛竖立起来变成保暖的"毛衣"（这就是所
谓的鸡皮疙瘩）；甲状腺素的分泌会增加，加速全身细胞的呼吸作用，
产生更多的热量；肌肉有时也会发抖来帮助产热。

这么大费周章地启动发烧，有什么好处呢？首先是动员全身的白细

胞进入备战状态，往战场聚集。其次是大多数的病原菌在高温时生长速率会慢下来。同时发烧也是对人体的提醒，告诉自己生病了、感染了，该做一些事情来帮助身体复原了，例如多休息、多喝水、检查身体是不是有伤口等等。

如果毒素被排出，病原菌被打趴下了，警报就会解除，就会开始出汗退烧了。

第四章　慢性疾病——毒素累积的第二阶段

在急性期的时候，如果我们可以**配合身体排毒的需求，好好地休息，补充水分，身体内的毒素减少之后，就可以恢复活力。**但是如果毒素太多，或者没有好好地休息，或者身体没有解毒所需的营养素，那毒素就可能无法完全排出，堆积在体内。这些堆积在体内的毒素就会造成林林总总的慢性症状。我们举几个例子来说明：

高血压

自从美国心脏协会在 2017 年 11 月调整了高血压的诊断标准，被视为高血压的病人数增加了一倍，可以说每两个美国人中就有一位是高血压患者。按这个比例，我们说高血压是最流行的慢性病一点都不为过。

血压是血液施加在血管壁上的压力。血压受两个因素的影响：一个是血液量的多寡；一个是血管的弹性。**血液量又与血液内的盐分及废物**

分子的多寡有关。盐分越高，废物越多，就会吸收越多的水分，造成血液的量过多，血压就会越高。

　　血管的弹性与血管壁动脉粥样硬化的程度，以及所流经的器官组织的弹性有关。动脉粥样硬化是由于过多的毒素累积在血管壁，进而造成慢性发炎所引起的。动脉粥样硬化斑块的毒素，主要是由过多的脂肪所造成的。

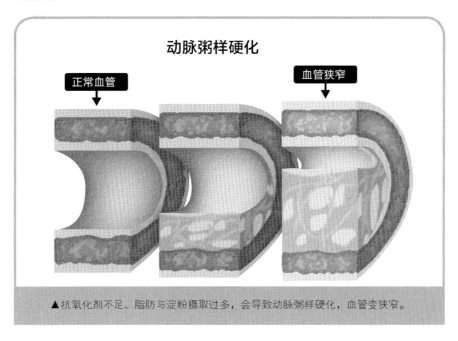

动脉粥样硬化

正常血管　　　　　　　　　　　　血管狭窄

▲抗氧化剂不足、脂肪与淀粉摄取过多，会导致动脉粥样硬化，血管变狭窄。

　　人如果缺乏运动，就无法消耗多余的热量，这时候吃太多油脂就会出现问题。如果吃进去的油脂还是更难消化的反式脂肪（氢化植物油、酥油、奶精），就会更惨。动脉粥样硬化越严重，血压就越高，也就更容易发生心血管急症，例如心肌梗死与脑卒中。

　　自主神经也会影响血管的弹性。压力与慢性发炎会让身体长期处于交感神经过度亢奋的状况，导致血管平滑肌紧绷，最终造成高血压。

　　血管所流经的器官组织也会影响血压。硬化的内脏、僵硬的肌肉、发炎与水肿的组织，都会压迫其内部的血管，造成血压升高。

　　堆积在血管内的废物，会让血管管径变小，也会让血管

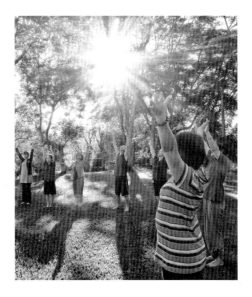

▲运动可以帮助我们的身体消耗多余的热量。

失去弹性，这会让血压升高。而堆积在器官与肌肉组织内的废物，会让器官失去弹性而变硬，对器官内部血管的压力变大，要将血液送入这些组织，就需要更高的血压。血液中的毒素与过多的盐分，则会造成高渗透压，留住过多的水分，也会造成血压高。

　　这些因素的总和，就会让我们的血压居高不下。所以要想逆转高血压，就要想办法排出器官、组织、血管、血液中的毒素，才能让血压下降到正常的范围内。

高血糖

自古以来，糖尿病就是一种富贵病。很多历史上的皇帝与文人，比如汉武帝、苏东坡、胡适等人，都是糖尿病患者。到了现在，普通人的生活都过得比古代帝王要好得多，糖尿病变得越来越普遍也就不足为奇了。长时间在室内坐着工作、耗费许多脑力、熬夜、压力大、缺乏运动、饮食精致、没有节制的性行为，这些都是很容易得糖尿病的不良生活习惯。

糖尿病是指身体对葡萄糖的处理能力降低，造成血液中葡萄糖（血糖）的浓度增高。血糖的控制牵涉到四种器官：肝脏、胰脏、脂肪细胞、肌肉细胞。

肝脏是处理血糖的总管。我们进食之后，食物中的淀粉会被分解成小分子的葡萄糖，以供身体细胞利用并产生能量。多余的葡萄糖以浓缩的形式储存在肝脏与肌肉内，当身体需要能量时可以快速地被释放出来。但是肝脏与肌肉储存葡萄糖的量是有限的，超量的葡萄糖就要转换成脂肪，储存在脂肪细胞中。这个工作主要还是由肝脏负责。合成好的脂肪以脂蛋白的形式，经由血液送到脂肪细胞去储存。

如果我们吃饭的速度太快，又吃下很多精制淀粉食物与甜食，血糖浓度就会上升得很快。血糖浓度过高，会降低免疫力，损伤血管、心脏、肾脏，引发白内障，等等。为了避免血糖浓度过高而伤害身体，胰脏就会增加胰岛素的分泌来降低血糖浓度。胰岛素会促使血糖加速进入脂肪细胞与肌肉细胞，让血糖浓度降下来。

进入脂肪细胞的血糖会转变成脂肪储存起来。脂肪细胞可以变成原先的 2 ~ 3 倍大，来容纳过多的脂肪。如果人体一直处于能量过剩的状态，脂肪细胞也会变多，来储藏更多的脂肪。因此，在肝脏、胰脏、肌肉、脂肪的通力合作之下，我们的血糖浓度就可以一直保持稳定。

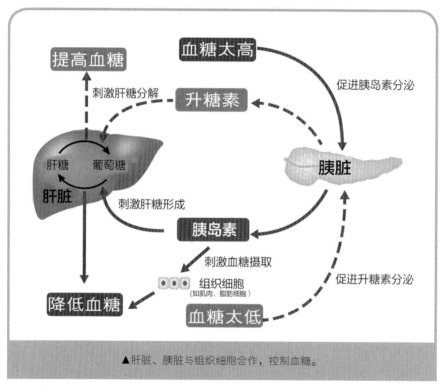

▲肝脏、胰脏与组织细胞合作，控制血糖。

但是，事情不会总是那么顺利的。

首先，如果我们总是一直吃，没有休息，那么胰岛素就会一直分泌，血液中的胰岛素会一直处于很高的浓度。久而久之，肝脏、肌肉、脂肪细胞就会产生胰岛素抗性，这时就需要更高浓度的胰岛素才能产生效果。

其次，如果身体缺乏运动，储存的脂肪只进不出，脂肪细胞变大的

速度太快，就会发生血液供应跟不上的状况。有些缺血的脂肪细胞会缺氧死掉，身体会用发炎来清理这些死掉的脂肪细胞。发炎有两个坏处：一个是会提早产生胰岛素抗性；一个是发炎之后的纤维化，会限制脂肪细胞的生长。发炎之后，脂肪细胞就没办法储存那么多的脂肪了。

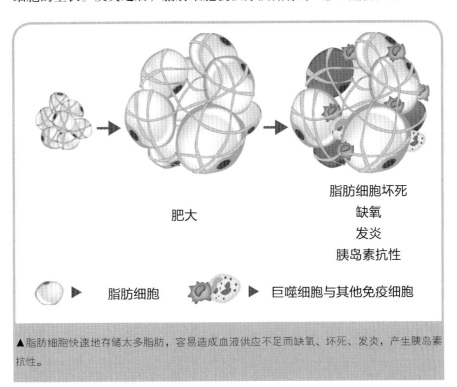

肥大

脂肪细胞坏死
缺氧
发炎
胰岛素抗性

脂肪细胞　　▶　巨噬细胞与其他免疫细胞

▲脂肪细胞快速地存储太多脂肪，容易造成血液供应不足而缺氧、坏死、发炎，产生胰岛素抗性。

　　再者，来自身体与心理的压力，也是破坏血糖稳定的凶手。例如我们晚睡或是常常处于紧张情绪时，肾上腺会分泌压力激素，也就是肾上腺皮质醇。压力激素会抵消胰岛素的作用，让身体的血糖浓度上升。胰脏也只好持续地分泌胰岛素来抵抗高血糖。久而久之，胰脏、肝脏、脂肪细胞，大家都累垮了，血糖浓度也就控制不住了。

类风湿关节炎

　　类风湿关节炎是一种自身免疫疾病。所谓"自身免疫疾病"，就是免疫系统不正常地攻击自身的组织。其他如红斑狼疮、多发性硬化症，也属于自身免疫疾病。

　　肠内细菌组成、内分泌系统、自主神经系统，都与免疫调控有关。过多的毒素会造成肠内腐败菌增加、益生菌减少，以及内分泌失调与自主神经系统失调，出现免疫失控的状况。免疫系统因此不分青红皂白地攻击自身的关节组织。另一方面，**过多的毒素也会堆积在关节、韧带与肌腱中**，**造成关节功能的退化，引起反复的慢性发炎**，最后的结果就是关节的变形与失去功能。

　　通过生活与饮食习惯的改善，让肠内菌、内分泌系统与自主神经系统恢复正常，才能让免疫系统的调控变得正常，改善自身免疫疾病的病情。

自主神经失调

　　过多的毒素也会造成神经系统的功能失常。神经细胞的特色就是会伸出很多细细长长的神经纤维，与其他神经或组织细胞产生联系。神经纤维的外面包着一种叫髓鞘的组织。髓鞘具有绝缘的效果，让神经纤维的传导更迅速。

髓鞘的组成中，脂肪占的比例很大，因此髓鞘特别容易受到脂溶性毒素的影响。如果神经细胞因为毒素而造成慢性发炎，就会影响到神经的功能。大脑的中枢神经细胞、周边的自主神经细胞，都可能会因为这样的慢性发炎而功能失常。

自主神经失调，就会引起种种症状，例如心悸、呼吸急促、胃食道逆流、便秘等；而大脑神经失调，就会引起失眠、记忆力减退、情绪不稳等症状。

第五章　器官衰竭——毒素累积的第三阶段

随着毒素不停地累积，器官功能不断地下降，当到达一个临界点，就会造成过多的细胞坏死。到了这个阶段，就会造成部分器官功能永久性的丧失，例如肝硬化、晚期肾病、心脏衰竭、心肌梗死、脑卒中等等。

肝硬化

过多的毒素会造成肝脏慢性发炎，也会造成有害微生物增生。肝脏反复地发炎，就会造成肝脏被纤维组织占满，变成肝硬化。肝硬化会造成疲倦、腹水、消化道出血、黄疸等症状。

晚期肾病

肾脏与肝脏是人体内排毒负荷量最大的两个器官，所以也容易被毒

素所伤害。脂溶性毒素可以从肝脏排出到胆汁中，水溶性的毒素则大多数经由肾脏排出。当我们喝水量不足时，或是全身毒素一直太多时，尿液的毒素浓度就会增加，时间一久，就会伤害肾脏、输尿管、膀胱、尿道等整个泌尿系统。

因为糖尿病或者高血压造成的肾脏血管病变，使得肾脏一直处于缺血的状况，久而久之，肾脏坏死的细胞就会越来越多。而自身免疫疾病，造成人体的免疫系统错误地攻击肾脏细胞，也会让肾脏细胞坏死。

当肾脏细胞被破坏的比例过高时，肾脏功能就会丧失，无法过滤血液，这时就要靠血液透析（洗肾）来维持生命了。

心脏衰竭、心肌梗死

供应心脏肌肉血液的血管叫作冠状动脉。当冠状动脉变狭窄时，就容易造成心肌缺氧。久而久之，心脏功能就会变差，变成慢性心脏衰竭。如果冠状动脉血管内皮因发炎而破损，就会形成血管壁中的硬化斑块而阻塞血管，造成心肌梗死。每次心肌梗死都会引起更多的心肌细胞坏死，心脏功能进一步变差，最终也是变成心脏衰竭。

脑卒中（中风）

人体内的毒素增加，造成血栓的概率就会增加。而肝脏是负责调控人体凝血功能的器官之一，所以肝脏功能变差，也会造成凝血机制失常，产生更多的血栓。全身的慢性发炎容易产生血栓。静脉慢性发炎会造成静脉瓣膜破坏，静脉流速变慢，也容易产生血栓。

当脑血管被血栓完全塞住时，就会造成缺血性脑卒中（亦称"中风"），及部分脑细胞的坏死。反复性的脑卒中，就会造成大脑功能越来越差，最终失去自我生活的能力。

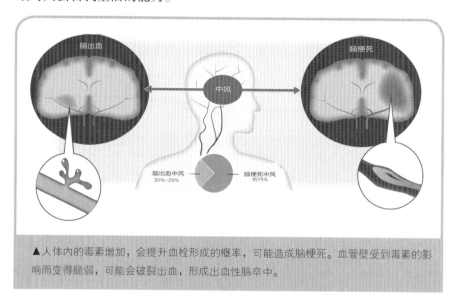

▲人体内的毒素增加，会提升血栓形成的概率，可能造成脑梗死。血管壁受到毒素的影响而变得脆弱，可能会破裂出血，形成出血性脑卒中。

癌症

癌症表明人体酵素系统与免疫系统已严重失调。癌细胞来自人体细胞的基因突变。从正常细胞到癌细胞往往会经过数十次的基因突变。突变的程度越严重，细胞也就越不正常，最终变成癌细胞。

癌细胞的特征就是不受限制地分裂与生长，最终占据人体内的重要器官，造成器官衰竭。癌细胞在演变的过程中，人体的酶素系统有很多机会可以矫正这些出错的基因，但是如果酶素系统崩溃，就无法及时矫正这些错误。

基因突变中无法被矫正的细胞，原本免疫系统可以将之摧毁。然而，不健康的免疫系统无法将这个任务做好，导致癌细胞越长越多，演变成无法收拾的状况，最终导致人的死亡。

酶素系统矫正基因突变是第一道防线，免疫系统是第二道防线，这两道防线被突破后就会导致癌症的产生。手术、化学治疗（化疗）、放射线治疗（放疗）、标靶治疗等等现代化医学方法，虽然可以去除与破坏癌细胞，但是如果无法强化自身的酶素系统与免疫系统，则癌症还是很容易复发的。

癌症的治疗，除了身体的重建外，还需心理的重建，否则疗效无法持久。容易患癌症的人，其人格特质有两类：一类是逆来顺受、勉强自己、害怕冲突的"鸽派"；一类是完美主义、自我要求高、不放心别人做事、爱面子的"鹰派"。不论是鸽派还是鹰派，当外在环境与内在心理冲突太大，无法协调时，就容易演变成癌症。外在社会环境是很难改变的，能够改变的，只有自己的个性。

人格改造要先有正确的认知，再者是练习新的行为，将行为变成习惯，将新习惯变成新的人格。养成新习惯的技巧可详阅第二篇。关于癌症治疗的心理认知，在此有三点与大家分享：

（1）宇宙是永远爱你的朋友，万物一体，我们都不孤单。穿过躁动不安的意识与潜意识，我们的内在有着无限的爱。

（2）尽力做事，但对于结果则坦然接受。所有发生的事都是有原因的。如果我们知晓一切因果，当知一切都是最好的安排。

（3）生命是永恒的。任何肉体的死亡都只是一种生命形式的转换，我们不要恐惧，也无须忧伤。

第六章　从身体排毒到心灵排毒

当我们知道生病的原因，就能够选择正确的因应之道。不良的生活习惯与饮食习惯，长期的身心压力，都会造成体内毒素堆积、内脏器官与免疫系统衰弱，进而产生种种的急性与慢性疾病。**心灵的毒素是疾病的根源，且比较难排除**，但是身体的毒素比较容易排除。想要获得真正的健康，就要将这些身体与心灵的毒素排除，让免疫系统、自主神经系统、内分泌系统、五脏六腑，通通恢复正常的运作。

人的行为往往受到各种情绪的影响，比如自卑、恐惧、嫉妒、怠惰、骄傲、懊悔、好胜等，慢慢养成各种心理习惯与生活习惯。所以说，心灵的毒素是疾病的根源。如果能够排除疾病根源的心灵毒素，对于治疗疾病一定会有立竿见影之效，但是这并不容易。这些情绪倾向来自深层的潜意识，力量十分强大。

先从排除身体的毒素做起，身体的毒素降低了，体力、脑力与情绪都会得到改善。之后就要想办法彻底拔除造成疾病的心灵毒素，才能让身心获得真正的健康。

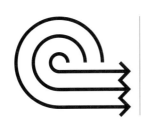

第二篇

健康疗愈力从
微习惯开始改变

我们知道要改变饮食和生活习惯、节制欲望，才能得到真正的健康。但问题是：怎么做？改变自己从来不是一件容易的事。接下来，我要跟大家分享我的关于怎么做才能获得健康所需的疗愈力的经验与思考。

首先跟大家介绍健康疗愈的原理，包含如何清理身体垃圾、如何得到能量与营养素、如何畅通淋巴与气血循环、如何矫正骨架与肌筋膜。其次会教大家一些养成好习惯的技巧，主要是通过微习惯策略，让养成好习惯变得容易，有助于健康疗愈力的改善。

第一章　排毒的五个关键要素

我们已经讨论过，堆积在我们体内的各种废物所造成的慢性发炎、器官功能下降、致病微生物增生，是造成各种疾病与症状的原因。接下来的问题就是：要怎么做才能清除这些组织细胞内的废物垃圾，达到真正的疗愈呢？

五个关键词是：酵素、能量、营养素、气血循环、骨架。

要分解这些废物与毒素，我们必须要有足够的酵素去帮助分解毒素的生化反应，也要有足够的能量供应让分解反应可以持续。酵素要发挥最大的作用，还要有一些营养素，比如矿物质、微量元素、维生素等等。

当这些毒素被分解之后，我们还得想办法将它们排出体外，这才算完成了完整的排毒，这就牵涉到是否有好的气血循环与端正的骨架。以下我们就一一解释完成排毒所需要的条件与步骤。

关键 1：节省酵素

堆积在我们身体细胞中的废物与毒素，需要靠我们自身的酵素来帮助分解。不仅如此，我们身体每天的正常运作，也都需要酵素。当我们白天工作时，不论是脑力工作还是体力工作，都会消耗许多营养素与能量，也会产生许多废物。**能量的产生与废物的代谢，都是一种生化反应，都需要许多酵素的帮助。**所以白天我们工作时，身体产生的酵素大多数都拿来支持这些日常活动了。只有当我们放松、休息与睡觉时，这些酵素才有机会去帮助分解堆积在组织与器官中的废物。

有人想说，如果需要酵素才能分解这些废物、毒素的话，那我多补充一些酵素不就可以了吗？要回答这个问题，我们要先了解酵素是什么。酵素的本质是一种蛋白质，是由人体细胞所制造的。**外来的酵素，不论是吃的还是肠内细菌所产生的，都无法进入身体里面，所以无法借由外来的补充，来帮助身体进行各种新陈代谢。**

但是这些补充的酵素，可以帮忙分解肠道中的食物与废物，这样一来，还是可以帮助身体不用分泌那么多的消化酵素。而节省下来的这些制造酵素的营养素与能量，就能让身体的细胞利用，生产新陈代谢所需的各种代谢酵素。所以这些外来酵素起到的作用，只是间接帮助身体排毒。

真正起到决定性作用的，还是我们身体是否能够产生足够的代谢酵素来帮助分解不需要的废物，合成身体需要的营养素与物质。打铁还需自身硬，那我们来看看，要如何才能增加自身合成的代谢酵素。

酵素一般是由几百个氨基酸构成的蛋白质。氨基酸是组成蛋白质的基本单位。我们获得氨基酸的来源是食物中的蛋白质。食物中的蛋白质经由胃蛋白酶、胰蛋白酶分解成小分子的蛋白质（我们称之为多肽或寡肽），再进一步分解成氨基酸，进入血液中，为人体中各个细胞所用。细胞将这些氨基酸按照DNA等遗传信息，合成自己的蛋白质。人体是不能将其他物种的蛋白质拿来就直接使用的，一定要经过这样一个分解再重组的过程。在这个过程中，食物中的蛋白质是否容易被消化吸收，是一个重要的环节。**一般来说，植物来源的蛋白质会比动物来源的蛋白质，如肉、鱼、奶、蛋等等，更容易消化吸收。**

对于消化力不好、虚弱的病人来说，吃下的这些难消化的动物性蛋白质，有一大半无法消化吸收，反而变成喂养肠道腐败菌的饲料，产生各种毒素来危害自己，而身体仍然处于缺乏氨基酸来合成酵素的状态。**所以在食物的选择上，要注意尽量选择容易消化的植物性蛋白质，例如各种根茎类、全谷类、豆类、坚果类等。**

植物性蛋白质来源

各种根茎类 马铃薯、莲藕、芋头等	**各种全谷类** 糙米、薏米、藜麦等
各种豆类 绿豆、鹰嘴豆、豇豆等	**各种坚果类** 花生、核桃、杏仁等

现在的人，身体累积了很多废物蛋白质，却缺乏酵素，无法将之代谢分解，又继续吃下过量的蛋白质食物，无法消化吸收。对他们而言，吃得少一些或暂时不吃，反而可以节省下本来就不多的酵素，将身体的蛋白质废物分解利用，改善健康状态。

关键 2: 节省能量

人体的每一种活动都需要能量：思考需要能量，讲话需要能量，运动需要能量，清理体内的废物也需要能量……身体的能量是细胞以葡萄糖、脂肪酸等为原料，经由细胞内的呼吸作用而产生的；产生的位置是

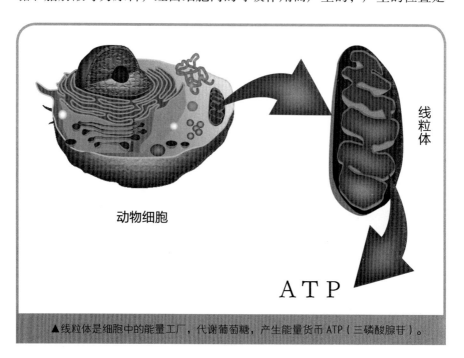

动物细胞

线粒体

ATP

▲线粒体是细胞中的能量工厂，代谢葡萄糖，产生能量货币 ATP（三磷酸腺苷）。

在一种叫作线粒体的细胞器内；产生的能量储存在一种叫作ATP（三磷酸腺苷）的分子中。这种ATP分子可以说是生物体内通用的能量货币。我们的每一种生命现象，都需要消耗ATP来获得所需的能量。

人体内消耗能量最多的器官，是我们的大脑。我们的大脑有 860 亿个神经元，每分钟要消耗惊人的 3.4×10^{21} 个 ATP 分子。我们如果用世界最快的超级计算机来模拟人脑活动，需要四十分钟才能模拟大脑一秒钟的神经活动。而人的大脑一般情况下只有 1% 的神经元参与了神经活动！**人脑虽然只占了体重的 2%，却消耗了 20% 的能量与氧气。**而当我们脑力全开之时，又会比大脑完全休息时增加 15 倍的能量消耗。

这些事实告诉我们，"想太多"真的很耗能量！如果大脑耗费了我们太多的能量，那无可避免地会影响到体内的新陈代谢，身体的废物也就越积越多了。要想启动排毒，清理体内废物，节省能量是第一要务，而节省能量最重要的途径就是充足的睡眠与休息。

当我们睡觉时，大脑的活动降低，能量被节省下来，体内的废物可以被及时清理，受损的细胞与组织可以被修复。**良好的睡眠可以增加消化器官的功能，大大地降低了消化不良的概率，减少了毒素的产生。**

除了睡眠，适当的休息也是节省能量的好方法。当身体工作一段时间后，废物与各种活性氧会不断地累积，没有及时清运掉的废物会引起发炎反应，体温会上升。发炎反应也是很耗费能量的，所以每工作一段时间，不论是脑力劳动还是体力劳动，都应该休息一下，洗洗脸、喝喝水，舒展一下筋骨，促进身体降温与组织废物的排除，以免造成发炎而耗费能量。

　　避免吃太多或是吃很难消化的食物，也是节省能量的一种方法。当我们消化食物时，肠胃要不断地蠕动，要制造很多消化酵素，这些都是很耗能量的。如果消化不良或者食物中的毒素引起肠胃发炎，那消耗的能量又更多了。

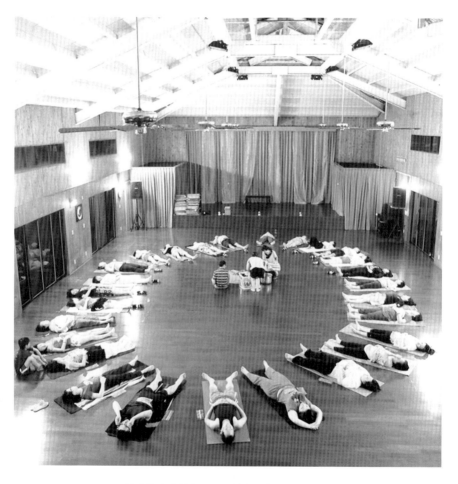

▲让大脑充分休息，可以节省排毒所需的能量。

减少心理的负担也是节省能量的一种方法。估计大多数人都有这样的体验——当做了让自己后悔的事，就会在大脑中反复地想，被这些思想所折磨；又或者当工作很忙时，一静下来，脑海中的思绪还是泉涌而出，无法停止——这些心理上的负担都会增加我们能量的消耗。

关键 3: 补充营养素

分解体内废物是一种生化反应，需要酵素的帮助，以及 ATP 能量的供应。酵素大部分由蛋白质组成，有些酵素还需要活性因子（矿物质、微量元素），以及一些辅酵素（维生素），才能具有活性。

活性因子包括钙、镁、锌、硒等等。举例来说，**钙可以活化淀粉酶，镁可以活化葡萄糖激酶，锌可以活化红细胞中的碳酸酐酶，硒可以活化甲状腺素脱碘酶。**人体中有数百种酵素，是需要有多种矿物质作为活性因子的。

除此之外，还需要考虑到另外一个问题：这些分解废物的化学反应，还会导致活性氧的产生，需要各种抗氧化剂将其排除。

活性氧（Reactive Oxygen Species, ROS），是指能独立存在并具有一个或一个以上不成对电子的离子、原子或分子。在生物体的氧化反应过程中，会有 2% ~ 3% 的氧气变成活性氧化物。这些活性氧化物因为带有不成对电子，会变得极不稳定，很容易去抢夺其他分子的电子。被抢走电子的分子也会变成不稳定的活性氧，再去抢夺其他分子的电子。就这样，活性氧连锁反应自此形成。

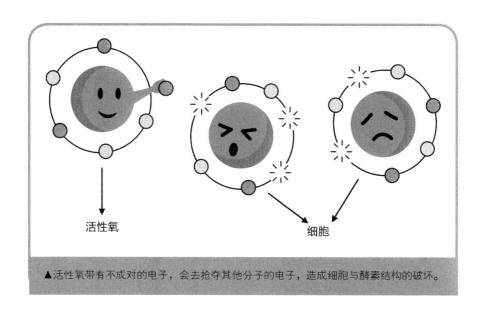

活性氧　　　　　　　　　　　　细胞

▲活性氧带有不成对的电子，会去抢夺其他分子的电子，造成细胞与酵素结构的破坏。

这样的活性氧连锁反应，会破坏正常细胞的结构，破坏酵素，让废物分解的生化反应进行不下去。所以如果要让身体持续地清除体内废物，就要想办法移除这些活性氧。可以移除活性氧的营养素，我们就称之为抗氧化剂。

常见的抗氧化剂有维生素 A、维生素 C、维生素 E、辅酶 Q10、多酚类等等，还有一些矿物质营养素则有助于抗氧化的功能，如锌与硒。这些抗氧化剂广泛地分布在蔬菜、水果、谷类与豆类中。

所以平时要多吃蔬菜、水果，才能确保体内有足够的抗氧化剂，也才能让酵素帮助分解毒素与废物的反应能够持续地进行。

关键 4: 畅通淋巴与气血循环

　　细胞内的毒素被分解之后，会被排放到细胞外的组织液中。组织间有很多淋巴管会将这些废物收集起来，变成淋巴液。淋巴管中的淋巴液最后会回流到静脉血液中。在血液经过肝脏时，肝脏会过滤血液中的毒素，进行更进一步的分解，最后脂溶性的废物通过胆汁排出（详见P63），而水溶性的毒素可经由肾脏过滤血液而排出。胆汁中的毒素会被排入十二指肠，经过6米的小肠、1.5米的大肠，最后经由肛门排出体外。尿液中的毒素被肾脏过滤出来后，经由输尿管、膀胱，最后经由尿道排出体外。这样才算完整地将毒素排出了。

　　在整个排出毒素、废物的过程中，有很多因素会影响到排毒的效率。

　　首先是淋巴液引流阶段。淋巴液在淋巴管中的流动，不像血液有心

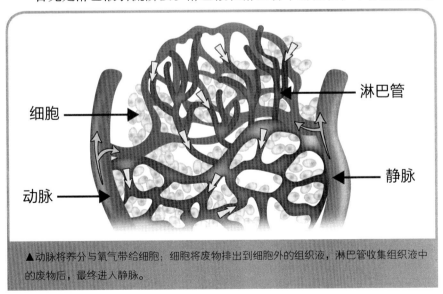

细胞

动脉

淋巴管

静脉

▲动脉将养分与氧气带给细胞；细胞将废物排出到细胞外的组织液，淋巴管收集组织液中的废物后，最终进入静脉。

脏的推动，而是靠骨骼肌的挤压与呼吸所产生的负压吸引，再加上瓣膜的作用，缓慢推进。因此缺乏运动会让淋巴引流不顺畅。

很多人的生活状态缺乏运动，常常坐在电脑前或电视机前，一坐数小时，这会让淋巴液中的毒素累积。淋巴液毒素浓度太高时，则会引起酸痛，而浓度更高时会引起发炎，一旦发炎可能会破坏淋巴管中的瓣膜结构，进一步造成淋巴液引流的困难，引起疼痛与水肿。

当淋巴液注入静脉之后，毒素也跟着进入了血液当中。在这个阶段，**如果水分不足，很容易造成血液中毒素浓度过高，进而出现疲倦、头晕、头痛等症状。**血液中的毒素要靠肝脏来分解。在这个阶段，要有足够的睡眠与休息，才能让肝脏有足够的能量来解毒。饮食也要清淡，才能帮肝脏节省更多的酵素与营养素来解毒。

当毒素被排到肠道中时，如果肠道蠕动太慢，在毒素排出之前，有一部分可能就会被再吸收回体内。这一个阶段的重点就是要避免便秘。水分、纤维质、运动不足，都是造成便秘的原因。**肾脏可以过滤出血液中水溶性的毒素，排到尿液中。要促进肾脏的过滤功能，多喝水是最重要的，其次是盐、蛋白质类食物不要摄入过量。**

皮肤也是人体的排毒器官，汗腺可以排出水溶性毒素，皮脂腺可以排出脂溶性毒素。**要促进皮肤的排毒功能，就要多喝水、多运动。**如果毛细孔因为角质化等因素被阻塞，要想办法去除阻塞。可以在洗澡时，用天然的丝瓜络刷洗皮肤。

一些气体的毒素可以从肺部排出，所以在空气好的地方散步，可以帮助排出这些小分子的气体毒素。

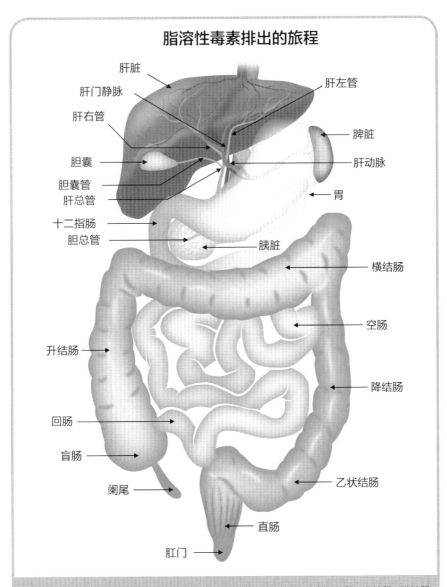

脂溶性毒素排出的旅程

肝脏
肝门静脉
肝右管
胆囊
胆囊管
肝总管
十二指肠
胆总管

肝左管
脾脏
肝动脉
胃
胰脏
横结肠
空肠
升结肠
降结肠
回肠
盲肠
阑尾
乙状结肠
直肠
肛门

▲肝脏过滤血液，将毒素通过胆汁排出，历经胆总管、十二指肠、空肠、回肠、升结肠、横结肠、降结肠、乙状结肠、直肠，最后从肛门排出，总长度超过 8 米。

　　总结一下这一小节的重点：**毒素从细胞到排出体外，是一段漫长的旅程。在这个过程中，最重要的是要让淋巴、血液、解便、排尿、流汗、呼吸通畅，不要阻塞。**充足的休息、适当的运动、容易消化的食物、大量的水分，可以帮助我们顺利地将毒素排出体外。

关键 5：矫正骨架与肌筋膜

　　影响淋巴与气血循环的因素中，还有一个非常重要的，就是骨架是否端正。脊椎是身体骨架的轴心，脊椎周围有很多重要的器官和组织：脊椎中间有脊髓神经，从脊髓发出体神经，脊椎前方有自主神经、大血管、大淋巴管等等。

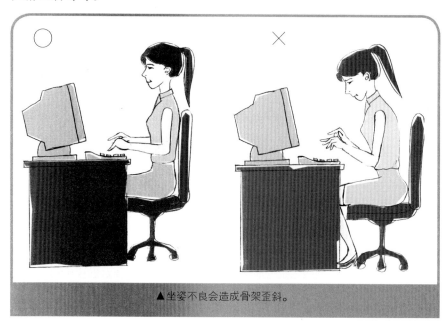

▲坐姿不良会造成骨架歪斜。

如果有脊椎侧弯、脊椎歪斜、长期坐姿不良等状况，就很容易压迫到这些神经、血管与淋巴管，除了会造成循环不顺畅外，还会造成内脏器官的缺血与功能失调。毒素因此会堆积在内脏中，进一步造成慢性发炎。

全身的骨头彼此以韧带与软骨相连接，成为撑起身体的支架，而肌肉以肌腱跟骨头相连。肌肉收缩提供骨头活动的动力，让身体可以活动起来。虽说骨头是硬的，肌肉是软的，但是由于肌肉任何时刻都在对骨头施加力量，骨头的形状也就慢慢地不断被改变。最终全身骨架的形状，还是取决于全身肌肉的平衡。

根据解剖学的研究，我们全身的肌肉可以分成好几群，每一群肌肉彼此以肌筋膜相连。肌筋膜是一层强韧的结缔组织，包覆在肌肉外面。同一群肌肉的肌筋膜又彼此相连，组成一个系统。你可以想象一下，将好几个火车头相连，每一个火车头都可以提供动力，推动整个列车——肌筋膜系统就很像这种由火车头连接成的列车。

因为肌肉彼此是相连的，除了直接相连的肌肉会影响骨头外，与这块肌肉同一系统的远端肌肉也能影响到这块骨头，所以肌肉对于骨架的塑造，要以全身的肌筋膜系统来考虑。人体主要的肌筋膜系统有七个，分别是：背面、正面浅层、正面深层、侧面、旋转、交叉、上肢。每一个系统又分别由十多条肌肉所组成。

如果全身的肌肉与肌筋膜系统有弹性、有力量，又很均衡，那骨架与体态就会很漂亮。骨架所撑起的胸腔、腹腔、骨盆腔，也会有足够的空间，让其中的内脏器官、神经、血管、淋巴运作顺畅，也不会被压迫。这样的话，

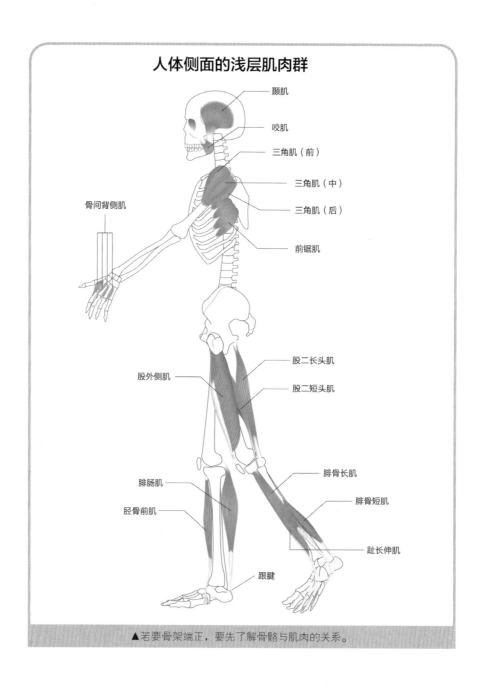

人体侧面的浅层肌肉群

颞肌
咬肌
三角肌（前）
三角肌（中）
三角肌（后）
前锯肌
骨间背侧肌
股二长头肌
股二短头肌
股外侧肌
腓骨长肌
腓肠肌
腓骨短肌
胫骨前肌
趾长伸肌
跟腱

▲若要骨架端正，要先了解骨骼与肌肉的关系。

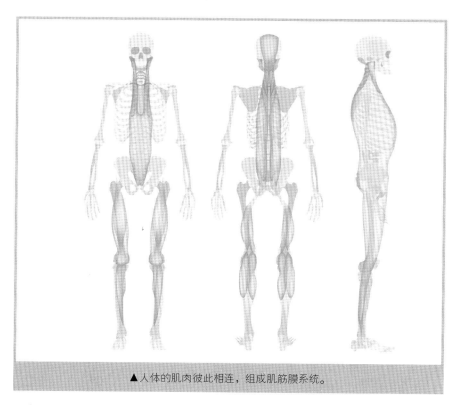

▲人体的肌肉彼此相连，组成肌筋膜系统。

我们的新陈代谢等生理功能，包括解毒、排毒，都能顺利地进行。

　　繁忙的工作、紧张的情绪，都会让我们的肌肉紧绷。缺乏睡眠与休息、饮食不正常，会让累积在肌肉内的废物无法充分代谢，造成慢性发炎而让肌肉紧绷。久而久之，紧绷的肌肉就会导致骨架变形。而长时间的坐姿不良，让脊椎失去了正常弧度，软骨长时间受压而老化，又会让骨架变形雪上加霜。**骨架变形后，肝脏、肾脏、心脏、肺脏等内脏功能失调，血液、淋巴的循环不顺畅，我们体内的毒素累积也就越来越多了。这就是一种恶性循环。**

所以想要排毒顺畅，还得注意骨架是否端正，避免久坐，尤其是坐沙发。我们要想办法放松全身肌肉，增加肌肉的弹性，也要注意正确的姿势。

热敷、按摩、拉筋、瑜伽体位法，都是放松肌肉与肌筋膜系统的好方法。关于瑜伽体位法，我们后面还会进行详细的讨论。此外，各种能够让情绪放松的方法，也能帮助放松肌肉，比如深呼吸、散步、静坐等等。

排毒的重点

（1）**清除细胞废物**：真正的疗愈在于清除组织细胞内的废物。
（2）**五个关键步骤**：节省酵素、节省能量、补充营养素、畅通淋巴与气血循环、端正骨架。
（3）**节省酵素**：首先避免消化不良，也就是选择容易消化的食物，养成良好的用餐习惯。
（4）**选择容易消化的食物**：蔬菜、水果是最容易消化的食物。谷类、豆类、坚果类等种子类的食物要先泡水，才会比较好消化。肉、鱼、奶、蛋等动物性食物则比较不容易消化。
（5）**良好的用餐习惯**：饿了再吃、细嚼慢咽、吃七分饱、饭后散步。
（6）**节省能量的方法**：充足的睡眠与休息、吃容易消化的食物、减轻心理负担。
（7）**排毒所需的营养素**：矿物质、维生素、植化素。主要还是从新鲜无毒的蔬果中获得营养素。
（8）**畅通淋巴与气血循环**：适当的运动、呼吸，充足的水分。
（9）**端正骨架的方法**：锻炼肌肉与肌筋膜系统。热敷、按摩、拉筋、瑜伽体位法、静坐、运动。

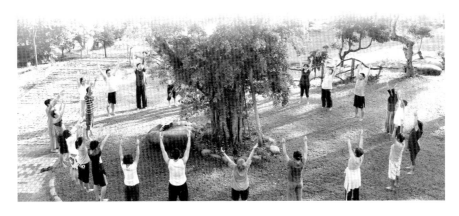

▲根据排毒的五个关键要素，养成良好习惯，重获身心健康。

第二章　养成微习惯的秘诀

创建美国实用主义哲学的著名心理学家威廉·詹姆斯（William James）说过："播下一个行动，你将收获一种习惯；播下一种习惯，你将收获一种性格；播下一种性格，你将收获一种命运。"

如果我们想要改变人生、改变命运，改掉坏习惯与养成好习惯是最重要的部分。而养成好习惯，最重要的秘诀，在于不断重复的行为。对于想要获得健康的人们来说，这个道理也是适用的。在跟各位介绍有关健康的关键习惯之前，先跟大家来探讨养成习惯的一些诀窍。这些诀窍来自吗哪凡卓难陀（Dada Manavendrananda）的教导，他是我的第二位静坐老师。

产生渴望

所谓习惯，是指不经思考，大脑与身体就会自动去做的一些行为。但是在行为还没有形成习惯之前，都是在大脑先有一些想法或者动机，然后才去尝试新的行为。至于为什么会有这个"动机"，每个人都不一样，有人是因为尝到了生病的痛苦，有人是因为有了心爱的人，所以想要改变自己，想要变得更健康有活力。

　　对健康有渴望的人，就会愿意去尝试改善健康的一些新的行为。但是这种"渴望"什么时候会出现呢？不知道。这是个人生的谜，每个人的生命旅程都是独一无二的。我自己的经验是只要受的苦够多，被嘲笑、想做的事情做不到、体力无法负担工作、心爱的人离你而去、无法照顾家人等等，渴望就会足够强烈。当渴望出现，我们就知道，改变的时机来了！只要有了对健康的渴望，我们就有方法来帮助你变健康。

　　要养成一个好习惯，首先要从一个新的行为开始做起，也就是微习惯的养成。当然，万事开头难。一个新的行为，对于大脑来说，会有一

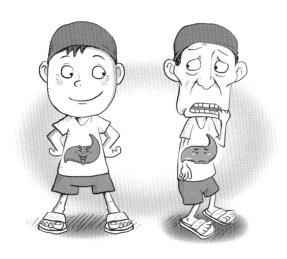

▲对健康有期待的人会开始注重生活及饮食习惯的各种细节，这也是远离文明病最佳的方法。

些恐惧与不安，因为它不是大脑所熟悉的事。要克服这些负面情绪，我们还需要一些技巧。

自我观察

通常健康出问题，都是因为我们同时具有许多坏习惯造成的。所以我们要同时改掉诸多坏习惯，养成好习惯。**要改掉坏习惯，首先要学会自我观察，观察自己的坏习惯是在什么时间、什么地点出现的，同时也要观察坏习惯是否与特定的情绪、人或行为有关。**

自我观察并不容易，必须先要练习好一阵子，直到你对坏习惯出现的行为模式完全了然于胸为止。当特定的人、事、时、地、情绪出现时，就要警觉到："狼来了！坏习惯行为模式即将启动了！"此时要暂停一下，观察一下自己的身体与心理，然后开始练习新的行为。

一开始，失败是难免

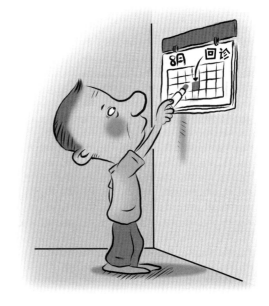

▲每日记录自我行为模式，有助于调整并养成微习惯。

的，且几乎每个人都遇到过失败。每次失败时，要回想一下坏习惯发生的过程，将每一个步骤分解，然后记录下来。同时也要开始设计下一次要用怎样的新的好行为来应对这种状况。写观察日记是一个不错的主意。

也许十次只有一次会成功，没有关系，不要责备自己，要对自己有信心。养成好习惯是一种只要遵循正确的方法就一定可以成功的事。要相信自己一定会有美好的未来。

微习惯策略

一个很重要的技巧是：微习惯策略。美国作家史蒂芬·盖斯写了一本叫《微习惯》的书，书里面给微习惯策略的定义是：**将习惯养成的步骤分解成小到不可能失败的行动。**例如你想尝试吃素，但又担心吃素可能会很困难，素食会很难吃，你就可以将这个习惯分解成：每天只要吃一口蔬菜。这样的微目标看起来很可笑，但是你必须每天做。

如此设定的吃素目标很简单，几乎是一定可以完成的，而且常常可以超额完成，例如有时可能三餐都吃很多蔬菜。但在真正养成习惯之前，先不要调整自己的微目标。这样的每天都能完成目标的成就感，会让大脑有愉悦的感觉，可以克服掉一些抵触改变的负面情绪。

当踏出一小步之后，你慢慢就会发现吃素其实没有那么困难，素食也没有那么难吃，吃素就会变得容易多了。再加上有一个目标在心里，大脑在潜意识里会进行调整，开始会留意素食的信息，让吃素变得更容易。我自己在吃素之前，完全不知道哪里可以吃素；当我开始吃素之后，忽然发现原来家附近的素食餐厅这么多！

接下来的事情就容易多了。**只要练习持续足够长的时间，这个新的行为就会内化成我们的习惯。**不再需要刻意练习，不再耗费我们的意志力，大脑与身体就会自动去做。

到这个时候，在神经生理学上的改变，就是这些行为的神经回路已经从由前额皮层来运作变成由基底核来运作了。换句话说，你的大脑已经改变了！也可以说，你已经变得有点不一样了，你的个性改变了。这就是为什么习惯可以改变性格的原因。还记得心理学家詹姆斯说的话吗——性格改变，命运也将随之改变。

养成一个新习惯的时间需要多久呢？一个月到九个月之间。当新的习惯养成，你会观察到一些迹象，例如：这些行为做起来非常容易，不做反而困难；或者达成后的热情消退了，不再因为成功做到这些行为而激动。那我就要恭喜你，你已经成功养成了一个好习惯！

善用正面的情绪

大家都有听过《北风和太阳》的寓言故事吧？想要让大脑脱掉坏习惯的外套，养成新的好习惯，温暖与爱远比严厉的批评来得有效。要养成好习惯，愉悦感是不可少的。一定要将好习惯跟开心的事情联系起来，例如每当做到了一个好习惯，就给自己一个适当的奖励：来一点健康美味的点心，对自己说一些赞美的话，或者把每天的成果记录下来。累积一段时间之后，你会发现自己居然已经进步这么多了！把过去的照片拿

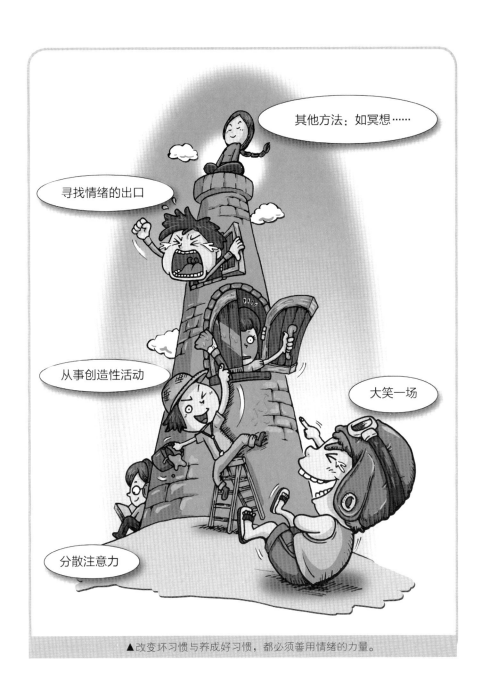

▲改变坏习惯与养成好习惯，都必须善用情绪的力量。

出来看看，欣赏一下全新的自己是不是更美丽、更健康了。

　　正面的情绪包含愉悦、有趣、自由、有成就感。要避免产生负面的情绪，例如恐惧、无聊、受苦、被控制。所以当没有做到预定目标时，不要责备自己，不要惩罚自己，可以修改微习惯目标，让它变得更容易实现。对于坏习惯也不要用禁止的方法，而是要用有趣、好玩、有成就感的方式来养成新的好习惯来取代它，让大脑慢慢"忘记"坏习惯。

　　坏习惯之所以根深蒂固，也是因为情绪赋予了它力量，要想办法拿掉它的力量。静坐、瑜伽体位法、正确的食物，对于情绪控制有很大的力量，我们后面都会讲到。

营造环境

　　好的人、好的环境，会让好习惯的养成变得更容易。我在断食营之后的两年间，几乎每个月都会回到玉井生态村，找达达复习静坐，之后也常常回来担任断食营义工。大自然的能量，老师与断食营战友的鼓励，带给我很大的力量。

　　多看好书也是很重要的。老师与战友不是每一天都能在身边的，这时候手上有一两本励志的书可以随时翻阅就帮

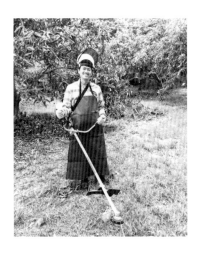

▲大自然的能量，带给我积极、乐观的生活。

助很大了。希望本书也可以成为大家的好朋友，每天拿出来翻个一两页，带给自己继续进步的信心。

将环境布置成适合养成好习惯、戒掉坏习惯的状态。例如：要养成多喝水的习惯，就随身携带水壶，备好水；如果要戒掉吃零食的习惯，就将家里的零食都丢掉，增加做坏习惯行为的难度。

好习惯帮助好习惯

在养成各种健康的好习惯时，有这样一个现象：这些好习惯会互相帮助。例如当我们养成多喝水的习惯后，健康状况会变好，各个器官的功能会变好，情绪也会变好，这会让我们更容易养成其他的好习惯，例如早睡与早起。当新的健康的好习惯养成之后，健康状况又会变得更好，就更有能量与意志力去挑战下一个好习惯。

所以，如果当习惯养

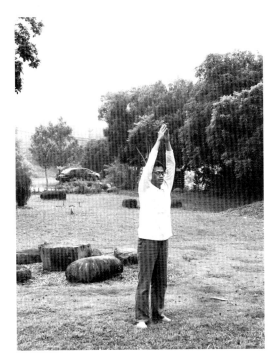

▲瑜伽体位法在我减肥成功的过程中非常重要。

成遇到瓶颈时，我们不妨开始另外一个新的健康的好习惯。当健康状况改善之后，原先遇到瓶颈的好习惯的养成搞不好就可以顺利突破了。

我自己在大学时期曾经尝试过吃素与运动，初期减重的效果很显著，健康状况也获得改善。但随着时间的流逝，以及学校的课业压力与医院的实习压力，最终我放弃了吃素与运动的习惯，减下来的体重又复胖回去了。

而当我自2010年开始练习静坐与瑜伽体位法之后，发现吃素与运动的习惯变得很容易保持，这次的减重就获得了大成功，健康状况也持续改善。

将数个好习惯组成一个群组，也会让养成好习惯更有效率。例如天亮前起床＋洗澡＋喝水＋静坐＋瑜伽体位法＋排便，将招式组合起来变成一套武功，威力倍增。

好事马上去做，坏事尽量拖延

让你的生活充满好习惯，不要给坏习惯留下空间。

善用以上介绍的七个原则，可以很容易地养成健康的好习惯，排出身体与情绪的毒素，改善整体健康状态，在不知不觉中，远离种种慢性病。

事不宜迟，我们就开始讲关于健康疗愈的关键习惯吧。我们会将之分成生活微习惯与饮食微习惯来说明。

第三章　生活微习惯这样做

习惯 1：做半浴（平衡自主神经）

不知道你是否曾经有过头脑发热而做出蠢事的经历？不论你有没有，反正我是有的。但自从我在断食营学会半浴这一招之后，已经很少发生这样的事情了。

半浴是由灵性导师阿南达慕提先生在 20 世纪 70 年代提出的，目的是为了帮助静坐，促进身体健康。**半浴可以净化我们的感觉与运动器官，提振大脑与内脏器官的功能。**

当我们工作一阵子之后，五官、四肢、排泄器官都会积存很多废物与废热而造成疲惫，进而造成大脑与内脏功能下降。此时通过冷水的清洁与刺激，可以带走这些废物与废热，让大脑与内脏器官恢复活力。

适合做半浴的四个时间为：吃饭前、睡觉前、做静坐前及做瑜伽体位法前。当然，任何觉得疲惫之时，做半浴都有提振精神的效果，每个人都可以从半浴中得到好处。

做半浴的分解动作

步骤 1　冲洗前阴与后阴（用冷水冲洗尿道口与肛门口）

　　排泄器官除了半浴时要清洗之外，平时大便与小便之后，也应该用水冲洗。冲完水之后用毛巾或卫生纸擦干。

　　冲洗的目的是要完全去除尿液与粪便在皮肤上的残留，因为这些残留容易造成病菌滋生与发炎。冷水还可以刺激膀胱、输尿管平滑肌收缩，促进余尿排出，这样可以避免结石。冷却生殖器官的另一个好处，是避免性的过度刺激。男生如果有包皮，要将包皮褪下，仔细清洁。

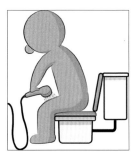

　　家里的马桶旁边，可以装设一个卫生冲洗头，方便冲水。出门在外，可以带一个装水的小瓶子，方便上厕所后冲洗。

步骤 2　冲洗小腿

　　由膝盖以下到脚趾，用冷水冲洗。冲洗后用毛巾擦干。关节处通常都是淋巴结聚集的地方，也是比较容易发热的地方。

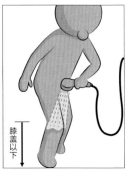

膝盖以下

步骤3　冲洗前臂

冲洗前臂到手指。冲洗后用毛巾擦干。

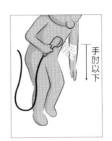

步骤4　冲洗眼睛

嘴巴含一口水，眼睛睁开，并同时用冷水泼眼十二次，再将口中之水吐出。这个动作可以带走眼睛的分泌物与废物，还可以刺激迷走神经（一种副交感神经），提升大脑及肠胃功能，改善自主神经失调，促进睡眠与消化。

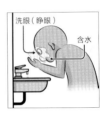

步骤5　洗鼻子

用手掌捧适量的水，头往后仰，温和地将水倒入鼻孔中，再将水从鼻孔中吹出或由口中吐出，重复至少三次。洗鼻子这一动作对较多人来说比较困难。怕

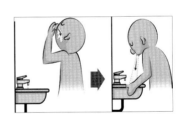

呛的人一开始可以取用洗鼻盐水（洗鼻盐水的比例是500毫升的水，加上3克的盐与1.5克的食用小苏打），或者也可以用洗鼻器来协助洗鼻子。

步骤6　清洗口腔

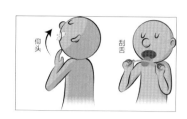

漱口清喉咙，用刮舌器刮除舌苔。舌苔是由脱落的舌黏膜角化上皮细胞、唾液、细菌、食物碎屑及渗出的白细胞等组成的。将废物刮掉比吞进肚子里来得好。

步骤7　清洗耳朵

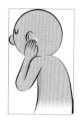

用手沾水，冷却耳朵皮肤。耳朵皮肤薄且血管密集，清洗耳朵的冷却效果很好。

步骤8　清洗后颈部皮肤

用手沾水，冷却后颈部皮肤。后颈部有很多淋巴结，当废物多时，这些淋巴结很容易发热。

扫我观看教学视频

半浴示范：吴美惠老师

习惯2：正确洗澡（改善皮肤状态）

人体内产生的废物，有一部分是经由汗水排出体外的，这些废物毒素会积聚在皮肤上，如果不加以清洁，就会腐败并滋生细菌，引发皮肤病。**体表废物也会堵塞毛细孔，造成体内毒废物无法继续排出而积在体内，**所以每天至少要洗澡一次。排汗多时，可多洗几次澡。

水在外用时，不要使用太热的水，因为太热的水会伤害皮肤，破坏皮肤的功能。原则上采用比体温低的水。而生病时、虚弱时或气候寒冷时，应用温水洗澡。

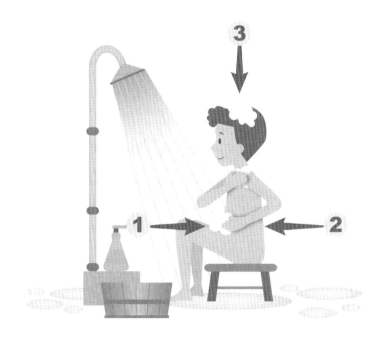

▲要按照一定的顺序洗澡冲水，最好坐着洗。

冲洗时，要先冲肚脐，再冲下半身，然后冲下背部，而后从头顶后方让水沿着脊椎流下，最后冲洗全身。依照顺序，可以让身体更好地适应水的温度，使得内脏与神经系统所受到的冲击最小。

洗澡时，若用天然的丝瓜络刷洗，则能更彻底地清洁皮肤，且刷洗皮肤本身也能增强人的免疫力。最好的沐浴方法是全身浸泡在水中，其次是在不间断的水流下，例如在莲蓬头（花洒）的连续水流下洗澡。**洗澡时要采取坐姿或蹲姿，这样才容易让全身放松下来**。

值得一提的是，很多市售的洗发精、肥皂、沐浴乳，都添加了石化原料、防腐剂、杀菌剂，对健康没有好处，所以我们要**尽量用无石化原料的清洁用品**。有些防腐杀菌剂可能具有环境激素的作用，会干扰身体内分泌系统的运作。

此外，皮肤表面的细菌种类会被杀菌剂改变：硝化细菌减少，杆菌与金黄色葡萄球菌增加。这容易产生难闻的体味，让人们陷入更加依赖石化清洁用品的恶性循环当中。

洗澡不一定每次都需要用肥皂。肥皂带走皮肤上的天然油脂，使得皮肤要不断地分泌油脂来补充，这个过程会耗费身体能量与营养素。如果是住在空气污染严重的地方，回家第一次洗澡可以用肥皂，但是之后24小时内洗澡就不一定要用肥皂了。建议使用未添加香精等化学物质的肥皂（例如橄榄油手工皂）。

习惯3：经常喝水（保养肾脏功能）

　　水是所有疾病的良药。人的身体 60% 以上是水。有好的水，才有健康的细胞。**多喝水很好，喝加一点柠檬汁与少许盐的水则更好。**每 1000 毫升水，可以加入由半个或一个柠檬挤出来的汁。盐可以调和酸味，但不要加太多。**柠檬有助于新陈代谢，而且含有柠檬酸与维生素 C，可以帮助身体排毒。**

　　起床之后，**早餐之前要尽量多喝水。**水温可以根据个人的喜好与能量状况来决定。最好一次不要喝太大量的水，以免造成心脏的负担。肾脏不好的人，每日喝水的总量就不能太多。心脏、肾脏没问题的健康人每天喝水的总量可以达到 3000 毫升到 4000 毫升。如果是在大量排毒期间，尤其是有皮肤症状时，就需要更多的水才能完全将毒素排出体外。

　　现代人普遍运动流汗不足、消化不良，要达到这样的喝水标准并不容易。要诀是**把握早餐前的黄金时间，在这段黄金时间的喝水量尽量达到每日喝水总量的四分之一，并且一边活动身体一边喝水。**其次，早餐与午餐之间、午餐与晚餐之间的时间是另外两个喝水的好时机。要养成定时喝水的习惯，每过一刻钟就喝

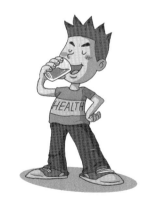

▲要养成定时喝水的习惯。

一点水。不要等到口渴了再来喝，因为此时身体已经缺水了！

　　还没开始养成多喝水的习惯时，可以利用闹铃来提醒自己。现在大家几乎都有手机，可以利用手机的闹钟功能来提醒自己多喝水。将手机闹钟中的计时器设为 15 分钟响一次，提醒自己每 15 分钟要喝一次水。准备一个 1 升的水壶随身携带，以便能够随时喝水。

　　好的饮用水应该是富含矿物质与微量元素的，所以雨水、蒸馏水、逆渗透水并不适合长期饮用。此外，蒸馏水与逆渗透水虽然去除了其他杂质，但二氧化碳却很难去掉，而且会更容易吸收空气中的二氧化碳，所以二氧化碳的比例会提高，导致原本的水变成酸性水，饮用后会进一步流失体内碱性矿物质。

　　洁净的山泉水或河水是比较好的饮用水来源。由于农药与化肥的过度使用，现代的农产品普遍矿物质不足，如果还不能从水中摄取矿物质的话，人体将很容易生病。如果找不到洁净的山泉水或河水，可以把自来水当饮用水，先用滤水器与活性炭过滤，再煮沸饮用。

习惯 4：天亮前起床（校正生理时钟）

　　美军特种部队——海豹突击队某中队前指挥官约克·威林克（Jocko Willink）在军队中服役二十年，参加过伊拉克战争，回来后负责西海岸所有海豹突击队队员的训练，曾获得过银星、铜星与紫心勋章。他退伍后继续保持着自律的成功之路，与昔日伙伴一同创立了一家价值数百万美元的咨询公司，专门向商界传授军队的领导力和管理经验。他与战友合著了一本畅销书《极限控制》（*Extreme Ownership*），曾经在《纽约时报》畅销书排行榜名列第一。他在社交媒体上也拥有广大的粉丝。威林克虽然早就退役了，但他依然保留着在特种部队养成的习惯，每天凌晨 4 点 45 分起床。

有一次，美国畅销书作家蒂姆·费里斯为了采访他，邀请他到家里做客，威林克还在费里斯家中住了一晚。第二天早上 8 点，费里斯的女朋友叫醒他，说道："嗯……威林克好像三个小时之前就起床了，一直看书到现在，我该做些什么呢？"

威林克解释说："每天清晨 4 点 45 分起床，给了我一种强烈的心理自信心，可以战胜所有的敌人。"相信这个习惯对于他的成就有着功不可没的影响。

天亮前起床是长寿的秘诀之一。 当曙光悄悄地降临，万物开始苏醒，一个新的周期即将开始，人体的生物时钟也开始转动。如果我们能够配合体内的生物时钟来工作与生活，就如同顺水推舟，健康也就水到渠成了。一日之计在于晨，如果能养成天亮前起床这个习惯，那么之后要养成的各种健康习惯也就成功了一半。

天亮前起床可以给人一种胜利的感觉，战胜自己，也领先世上大多数的生物。带着这种愉悦感，再加上清晨是人一天当中心灵最宁静、思绪最敏捷的时刻，此时不论做任何工作，效率跟质量一定是最好的。长期坚持下来，可以推动人生中工作、家庭、健康各个层面的成功。

当我们给自己设立了一个天亮前起床的目标，在一天当中，潜意识就会开始暗中规划，为这个目标做准备。潜意识会暗示自己晚餐不要吃得太饱、推掉不必要的应酬、早一点上床休息等等，为了这个目标而将身心调整到最佳状态。

如果你想要养成天亮前起床的习惯，先告诉自己，**醒来听到第一个声音时，也许是鸡鸣，也许是鸟叫，就先坐起来吧**！还记得微习惯的第一个原则吗？把习惯分解为小到不可思议的程度。刚开始，你可以告诉自己，**至少起床一分钟，然后想睡觉再睡**。只要一分钟，就算是成功了，这一点都不难。之后就是每天坚持一分钟。我敢打赌，过些日子，你就真的不会再去睡回笼觉了。

先别急着提高微目标，这样会造成心理的压力，耗费过多的意志力，增加失败的可能。这样的微目标要不断重复，直到真正变成习惯为止。一旦生理时钟改变了，每日早起就变得简单了，就像是本该如此的习惯，赖床反而变得较困难了。

为了降低起床的难度，可以先在床边准备一些东西：开水、漱口杯、湿毛巾（擦脸用）、外衣（天气冷时）。用湿毛巾擦脸可以在第一时间让自己清醒起来。

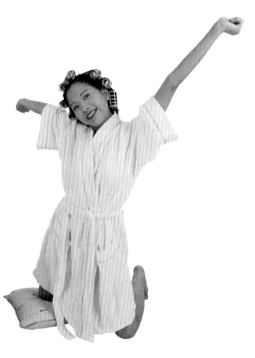

▲天亮前起床是长寿的秘诀之一，养成天亮前至少起床一分钟的习惯，然后想睡觉再睡。

起床时可以练习瑜伽体位法中的起床伸展身印，**做法如下：仰卧，将双臂和双腿拉到胸前，吸气，往胸部压缩，压至极点后立即放松，恢复成伸展的姿势**。如此做三四次后，坐起来喝一口室温的水，之后到空气流通处来回走动几次。这样有助于促进肠胃苏醒以及蠕动，可促进排便。

睡眠是我们身体解毒最主要的时间，因此起床之后，就要通过呼吸、大便、小便、出汗等等，将累积了一个晚上的毒素排出体外。

纯净新鲜的空气有医疗的功效。起床后到空气清新处走一走，尽可能地做深呼吸，让新鲜的空气彻底进入肺的每一个角落，让身体的每一个细胞都清醒过来。

在养成早起习惯的同时，我们可以进行下一个微习惯：早睡。这两种微习惯策略可以相辅相成。

习惯 5：晚上 10 点前睡觉（养肝与养脑）

睡眠的质量对健康的影响十分重大。当我们进入睡眠状态时，大脑与全身的肌肉都进入了休息状态。大脑是我们体内消耗能量最多的器官之一。当我们清醒时，大脑在全速工作，会产生很多酸性废物，这些废物无法完全被清理掉，慢慢地，大脑的运作效率就会慢下来。除了大脑之外，其他器官，如肝脏、肾脏等，也都处于类似的状况。而当我们睡觉时，这些酸性废物就可以好好地被清理掉。

那么要如何才能睡得好呢？一个好的睡眠，是要从起床那一刻就开始准备的。**先养成天亮前起床的习惯，早起之后就更容易早睡了。**

如果我们能在天亮前起床，就能将自主神经导向正常的节律。有了正常的自主神经节律，食欲、排便、睡眠就都能正常运行。起床之后，**在一天当中，如果感觉疲乏，可以右侧躺闭目养神，也可小睡片刻，但不要睡太久**，不可超过一个小时，以免引起自主神经混乱，影响晚上的睡眠。

预先定下上床的时间。有了目标，我们在做任何事情的时候，就会围绕着这个目标做准备。如果要养成早睡的好习惯，**可以设定一个上床时间的微目标，例如比平常上床时间早 10 分钟。**微目标达成之后的成就感，可以激励我们，让早睡变得容易。在设定微目标时，以不引起大脑太大的抵触情绪为原则。如果提前 1 个小时对你来说很容易，那就将微目标直接定为提前 1 个小时上床。在微目标已经成为你真正的习惯之后，就可以再设立新的目标。

晚上 11 点到次日凌晨 3 点，按中医讲是人体气血运行到胆经、肝经的时间，此时能够进入深层睡眠，排毒的效果最好。要达到这个目标，至少晚上 10 点前要上床。如果是癌症病人，最好晚上 9 点前上床。

为了有一个好的睡眠。在饮食方面，要尽量吃无毒、有营养、容易消化的食物。酒精、咖啡、麻醉品、药物等等，都可能会干扰睡眠，要尽量避免。

适量的运动，可以帮助睡眠。运动是调整自主神经的良方，能减少

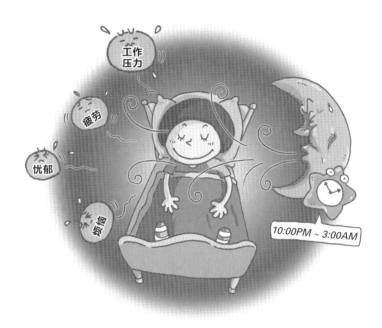

大脑过多的思虑。运动还可以让血液及淋巴循环变好，畅通排毒管道。运动的这些功能，都有帮助睡眠的效果。需要注意的是，运动最好的时间是在下午。

很多人会因为思绪过多而影响睡眠。每天规律地静坐，脚踏实地地做事，以及练习"谋事在人，成事在天"的思想方式，可帮助我们在睡觉前将万缘放下，安心地进入梦乡。

此外，如果能**遵守道德原则，**例如不伤害、不偷窃、不亏于心、不贪婪、**保持思想与行为的洁净等等，对睡眠也有帮助。**当我们睡觉时，会进入潜意识与深层意识，在这些更深层次的意识中，我们会与宇宙意识有更深的联结。

在白天中我们的行为给别人带来的感受，在睡梦中我们会更强烈地感受到。这是源于深层意识中的良知。

如果我们在白天的日常生活当中，遵守道德原则，多照顾周遭的环境与生命，那么在睡眠中，我们感受到的就是美好的幸福与喜悦，我们可以睡得更甜美安稳。

在晚上的时间里，不要做太剧烈的运动，不要神聊、煲电话、上网、玩网络游戏，以免交感神经过度兴奋，影响睡眠。

新陈代谢率太差的人，常常会手脚冰冷，而使得睡眠受到影响。有这种情形的人，可以在下午 5 点到晚上 7 点的时间，用热水泡脚。睡觉的时候，可以穿多层袜保暖，来帮助睡眠。

卧室的布置，除了床之外，不要有太多的家具与电器。**睡觉时，Wifi 无线网络、手机一定要关掉，以免电磁波影响到睡眠。** 所有的电器插头也都要拔掉。

还有卧室的光线要尽量暗，因为光线刺激会经由视神经影响到松果体，造成褪黑激素分泌不足，而影响到睡眠。

床具、寝具与睡衣的选择，以天然的材质为佳，例如有机棉、麻、羊毛等等，不要用化学纤维材质。塑料与化学纤维材质容易产生静电，静电

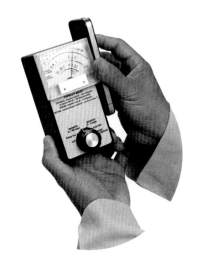

▲手机的电磁波也会影响睡眠质量。

会干扰神经传导系统，造成失眠、心律不齐、免疫失调等问题，引起全身器官运行混乱不协调。

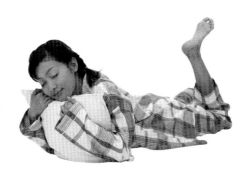

空气、湿度、家具、房屋建材也会影响睡眠。在高污染地区，可能需要空气净化器。在湿度高的地区，需要用除湿机将湿度控制在 70% 以下。选用低污染、无挥发性化学物质（如甲醛）的家具与建材，都有助于睡眠。

好的睡眠除了可以排出大脑本身的毒素外，还可以增进肠胃功能，提升消化力，促进排便，不让毒素累积在身体里面，调和自主神经，提升免疫力，减少生病的机会，可说是最简单、最有效的排毒手段。

对于内分泌与自主神经失调的人来说，初期要养成早起早睡的习惯是十分困难的。但是没关系，搭配其他生活与饮食微习惯，迟早会将内分泌与自主神经给调节正常。

习惯 6：规律排便（维护肠道健康）

第六个好习惯是：每天都要上大号，不要憋尿。

早餐之前是最佳的排便时机，一定要预留上大号的时间，不要因为急着上班与上学，而忍住不上。排便是人体最重要的排毒方式。**一旦有便秘的状况，身体的毒素就会急速累积，影响睡眠、食欲、体力、脑力、情绪，也会造成种种皮肤的问题，影响外观。**现今有便秘的人可以说非常多。最完美的排泄功能是：吃几餐就解便几次。

要想顺利排便，肠子本身要有收缩的力气，推动食物往前；食物本身也要容易被推进才行。我们的小肠与大肠，其肠壁的平滑肌会进行规律的收缩，推动食糜前行。这些平滑肌的收缩，又是由很多自主神经与神经传导物质所控制的。所以，食物本身、肠壁肌肉、自主神经、肠道菌等，都会影响到排便。

要解决便秘的问题，得先了解便秘的成因。那么有哪些因素可能会造成便秘呢？

如果食物不好消化，肠胃就会因为做太多蠕动、分节运动而容易疲劳。一旦有消化不良的状况，这些没有消化的食物就会变成肠道细菌的大餐，肠道细菌会将之发酵，引起胀气。胀气会进一步削弱肠道肌肉的力气。久而久之，肠道肌肉收缩的力量就更差了。

如果我们喝的水太少，在大肠中的食糜残渣就会变得太干，而不利于推进。如果我们吃太多精制淀粉、蛋白质、油脂类，这些食物的残渣就会变得太黏，也难以在肠道中推进。

自主神经也会影响肠道肌肉收缩。许多会造成交感神经过度兴奋的状况，例如压力、失眠、抽烟、环境毒素、愤怒等，也都容易造成

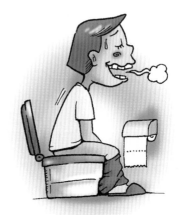

▲如果每日摄取的水分及纤维质不足，就容易造成便秘。

便秘。

姿势不良也会造成便秘。例如长时间的坐姿会造成骨盆腔的血液及淋巴循环不良以及脊椎歪斜，进而影响到肠道肌肉与自主神经的运作。

有时因为药物的关系，例如止痛药、安眠药、胃药、利尿剂等，也会造成便秘。

那么有哪些方法可以避免便秘呢？

1. 优质的睡眠

好的睡眠可以排出毒素、修复身体、平衡自主神经，这些对排便都非常重要。

2. 足够的水分

水分对于身体毒素的排出起着重要的作用。水分可以带走肠道毒素，保持肠道活力。足够的水分，也可避免粪便太过干燥。早上起床后，至少喝500毫升的水，可促进排便。**正常的人每天至少要喝3000毫升的水**。

3. 足够的膳食纤维

膳食纤维分为可溶性与不可溶性两种。可溶性纤维可吸收水分，防止粪便太干；不可溶性纤维可增加粪便体积。两者对肠道健康都很重要。膳食纤维可以刺激肠壁，引起蠕动反射；可以像扫把一样带走食物与细胞残渣；可以促进肠道益生菌的生长，抑制坏菌产生毒素。**每餐中蔬菜**

水果的量最好占一半以上。各种蔬菜、水果、全谷类含有非常丰富的膳食纤维，比如燕麦、苹果等。而**精制的谷类，例如白米、白面粉，就要少吃点。**

4. 多吃好油，少吃煎炒炸

好的油脂是人体所需的，也能够促进排便。**有机冷压的橄榄油、苦茶油、椰子油、亚麻籽油等等，都是好油。**将蔬菜水煮后再加入好油是最健康的吃法。相反地，油品经过煎炒炸等高温料理之后，会变得难以消化，会导致毒素累积与便秘。

5. 良好的用餐习惯

饿了再吃、细嚼慢咽、吃到七分饱、饭后散步，这些用餐习惯可以避免消化不良，进而避免便秘。饭前做半浴（以冷水洗脸、洗手脚，详见 P80 ~ P82），则可以增强消化力。

6. 多动少坐

运动可以促进肠子蠕动，平衡自主神经。**最好的运动就是走路，每天走路40分钟以上，可以有效预防便秘。**对于坐办公室吹空调的上班族，更要刻意地提醒自己：每隔 50 分钟，要起来动一动、走一走，避免坐得太久引起脊椎不正。另外就是有些瑜伽体位法，也是很好的缓解便秘的方法。

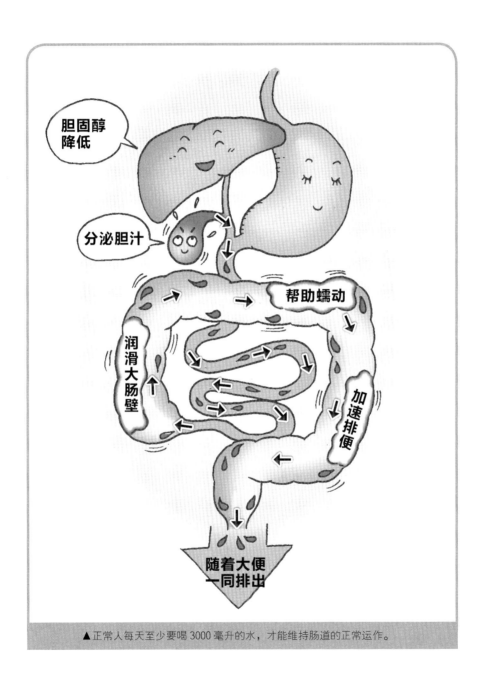

▲正常人每天至少要喝 3000 毫升的水，才能维持肠道的正常运作。

7. 不要滥用泻剂

所有的泻剂都会让肠胃变得更虚弱，并造成对泻剂的依赖，所以我们还是要尽量靠前面提到的六点来改善便秘的问题。**如果是严重的便秘，可以做一天水果断食，隔天用浓柠檬盐水来清肠，缓解紧急状况，**让身体舒服些。关于断食的做法，后面会进行介绍。

便秘也有可能由一些疾病引起，例如甲状腺功能低下、大肠肿瘤等等。所以如果便秘的状况一直没有得到改善，就要到医院去做更详细的健康检查。

排便的姿势可采用蹲姿与坐姿。蹲姿是最省力的。膝关节不好的人可采用坐姿，将上身前倾，两脚打开，这样才能放松骨盆肌肉。马桶高度不要太高，或者加个小凳子提供足部支撑。上完大小号，要用卫生冲洗器冲洗前后阴，再用毛巾或卫生纸擦干。

男生一般都习惯站着小便，建议改成蹲姿或坐姿。一般站着时，为了维持血压，交感神经的兴奋程度会较高，然而膀胱收缩却要副交感神经兴奋才行，所以坐着小便更有利于膀胱收缩完全。另外就是坐着的时候，膀胱出口的骨盆底肌肉比较放松，也更有利于排尿。

习惯 7：好好吃饭（提升营养素与酵素）

养成良好的用餐习惯，可以让食物变得更好消化。这里提出几个原则：

1. 饭前半小时，饭后一小时，尽量不喝水

以免稀释消化液，造成消化不良。但吃饭前可喝一口水，以润滑消化道。

2. 有食欲再吃东西

没有食欲时吃东西，是造成毒素累积最常见的坏习惯。当肚子饿时，表示消化系统已经准备好了，可以分泌足够的消化液来消化食物。

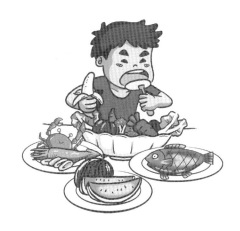

▲没有食欲时吃东西是造成毒素累积最常见的坏习惯。

3. 吃东西前做半浴

如此可以提升消化腺体的消化力。此外，漱口可以带走口腔的细菌与毒素，避免其被吞下肚子。

4. 细嚼慢咽

充分的咀嚼，可以让食物变得更容易消化。食物被分割得越细，与酵素接触的面积就越大。同时，唾液里面有淀粉酶，可以消化淀粉类的食物。为了更好地消化，最好将食物咀嚼到能够喝下去的程度。

5. 进食顺序的基本原则是好消化的先吃

于水果而言，自带酵素，消化快，最适合单独吃，尽量不要与正餐一起吃。若是与其他食物一起吃，会让水果停留在胃里面太久，引起发酵，造成胀气。

正餐最好从煮熟的蔬菜料理开始，容易消化又提供了饱足感。冷压油可以单独吃，或者拌蔬菜一起吃。其次是吃蛋白质含量高的食物，例如豆类、坚果类。最后才是淀粉类的食物，如米、面、藜麦等等。一餐中不要吃太多道菜，以免消化系统负担太重。**每餐以四道菜为宜。**

6. 只吃七分饱

我们的胃中，最好一半是固体，四分之一是液体，四分之一是空气。这样的比例才是最容易将食物与酵素搅拌均匀的。如果整个胃都塞满食物，消化不良的概率就大大增加了。有人会担心没有吃饱很快就会饿了。确实，如果食物变得很好消化，就会有这种现象。那我们可以饿了就吃。身体健康在改善初期，会需要很多能量来修复，等到修复完成后，对能量与营养的需求就会下降。但对于饿了再吃、七分饱等原则还是要遵守，这样才能让身体健康持续改善。

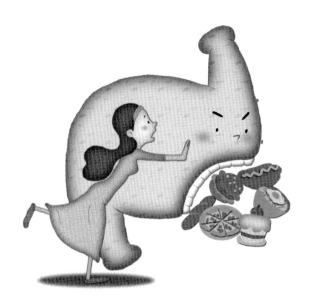

▲每餐以四道菜为原则，以免消化系统负担太重。

7. 保持用餐时心情愉快

只有在心情愉快时，才会有好的消化力。用餐时，找好朋友、家人一起用餐，愉快地聊天，这样可以让消化变好。相反地，在心情不好时，可以延后用餐的时间，散散步或静坐，等心情改善之后再用餐。

8. 晚上 7 点之前吃完晚餐

晚餐时间不要过晚，以免影响睡眠。晚餐也不宜吃难消化的食物。饭后身体会花四到六个小时来处理食物，肠道、胰脏、肝脏都会非常忙碌。晚餐如果太丰盛，睡觉时肝脏就一直在处理食物，会影响到原本睡眠时的全身排毒工作。天黑之后**不要吃生食，如水果、生菜等，以免造成免疫系统的负担。**

9. 饭后散步

用餐后，血糖浓度会开始升高，血糖浓度过高就会引起过多的胰岛素分泌，造成脂肪生成与堆积。这时候如果轻松地散步，血糖就会被肌肉用掉，避免刺激分泌过多的胰岛素。但饭后不要马上投入需要大量脑力与体力的工作，以免肠胃消化器官得不到足够的血液供应。

习惯 8：平衡工作与休息（舒展肌肉与骨架）

不论是脑力工作还是体力工作，在工作一段时间之后，身体细胞与组织的废物都会累积，内分泌腺体也会发热。这时候就应该让身体稍微休息一下。工作 50 分钟，休息 10 分钟，活动身体，尤其是让眼睛休息一下。休息的时候可以做一下半浴，冷却腺体，让身体重新恢复活力。

很多人是坐办公室工作，坐姿时间长了，下半身的血液与淋巴循环就会变差，所以坐姿不可太久，要多起身活动，拉拉筋、伸伸懒腰。**如果可能的话，可采取跪坐姿工作，在脚踝与臀部处放个软垫**。坐沙发的姿势是对循环最不好的，也容易压迫内脏，要尽量避免坐沙发。

办公室工作常常是在开了空调的环境中，**可利用休息的时间，到户外透透气，呼吸一下新鲜的空气**，同时也可暂时远离办公室中密集的电磁波。

过度工作不休息，会引起体内的压力激素与交感神经过度亢奋，造成内脏功能的失调。已经失调的内分泌与自主神经，重新平衡需要更长的时间，绝对是得不偿失的事情，所以绝对不要让身体过度疲劳。

1. 在办公室工作应每隔 50 分钟休息 10 分钟

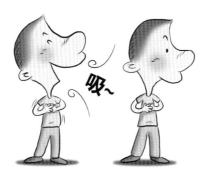

▲起身活动，远离电磁波密集的环境，并呼吸一下新鲜的空气。

2. 做半浴

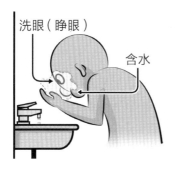

▲做半浴可以带走废物与废热，恢复大脑功能。

3. 跳高士基舞

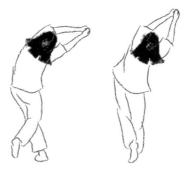

▲跳高士基舞可以舒缓脊椎、肌肉与肌筋膜。

习惯 9：日光浴（增强免疫力）

1903 年 12 月 10 日，瑞典首都斯德哥尔摩音乐厅，第三届诺贝尔生理及医学奖颁奖典礼上，主持人缓缓地念出了得奖者的名字：尼尔斯·吕贝里·芬森（Niels Ryberg Finsen）。

尼尔斯·吕贝里·芬森医生出生于丹麦的法罗群岛。在这个北纬 61 度的群岛上，每天的日照平均不到三个小时，是世界上云雾最多的地方。患有先天性罕见疾病的芬森从小体弱多病。每当夏日来临，沐浴在明媚阳光下的群岛，处处充满着生机，带领芬森走出漫长冬日的阴郁。就是这份对阳光的热爱，引领着他一生对光疗法无怨无悔的追寻。

芬森发明了红光灯，利用红外线来治疗天花病人的脓疱；设计了紫外线光疗仪，治好了当时医界束手无策的皮肤结核。芬森教授成为第一个用科学实验证明光线疗效的人。他也因为这个前无古人的成就，而获得诺贝尔生理及医学奖。

诺贝尔奖颁奖典礼主持人将芬森教授的杰出贡献娓娓道来。观众们翘首盼望，但却迟迟盼不到芬森上台领奖。短暂的沉默之后，主持人的声音再次响起："不幸的是，芬森教授长期以来忍受着疾病的折磨，因此无法前来受奖。"芬森成了第一位缺席颁奖典礼的获奖者。由于唯恐来不及将实验的成果写下来，芬森夜以继日地努力工作，在获奖的隔年，就因积劳成疾而与世长辞，结束了短暂而灿烂的一生。但他留下的事迹，像阳光般激励着一代又一代的后人。

疾病缠身的我，常常觉得阳光对我的健康大有裨益。我决心找出阳光到底能带给人类什么好处。——芬森

一百多年后的今天，大家都已经明白阳光对于维持身体健康的重要性。医界普遍使用光照疗法来治疗忧郁症、失眠、新生儿黄疸以及白斑干癣等皮肤病。太阳光中的红光可以消炎止痛、改善循环，对于痛风与类风湿关节炎的治疗很有助益；近红外线可以增加线粒体活性，提升能量；紫外线可以促进维生素D的合成，而维生素D对于预防癌症、心脏病、骨质疏松症与增强免疫力，扮演着很重要的角色。

但是要靠晒太阳获得足够的维生素 D，要满足很多条件。首先，**太阳的高度角必须大于 50°**。这是因为能够促进维生素 D 合成的是太阳光中的中波紫外线（UVB），太阳照射的角度太斜的话，就会过滤掉大多数的 UVB。50° 是什么概念呢？如果**影子比身体短一点，太阳的高度角大概就可以大于 50°** 了。此外，云层、空气污染、衣物、玻璃等等，都会阻隔中波紫外线，然而却不容易阻隔会造成皮肤伤害的长波紫外线（UVA）。所以，如果是在天气不好、污染严重的日子，就不用想靠日光浴来促进维生素 D 的合成了，以免得不偿失。

做日光浴的方法如下：将身体有病

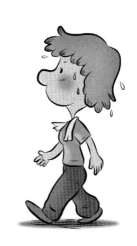

▲日光浴有助于身体排毒、提升能量、预防骨质疏松症。

的部位，如皮肤与关节，暴露在阳光下，其余部位则须遮蔽起来。如果是健康人，可以露出背部，而经常晒到阳光的头与四肢则遮蔽起来。**晒太阳 10 到 15 分钟之后，就应移到阴凉处，用湿毛巾按摩。**关节炎或皮肤病者，可以用苦楝油按摩四五分钟。等皮肤降温之后，可以再继续做日光浴。曝晒和按摩可反复数次，最后结束时用湿毛巾擦拭全身。

做日光浴最令人困扰的事，莫过于户外空气污染了。如果要获得足够的维生素 D，可能要在上午 10 点以后，到户外才能晒到中波紫外线。可是在城市中，空气中充满了各种 PM2.5 悬浮微粒、挥发性有机物、氮氧化合物与臭氧等污染，阳光越强，污染越严重。这是在做日光浴之前，要先调查清楚的。大家可以上中国环境监测总站等的网站，查询当天的空气质量指数（AQI）。如果 AQI 大于 100 的话，就最好不要做日光浴了。

提醒大家，做日光浴时，尽量避免穿化学纤维衣物、使用石化清洁剂与化学保养品，这些经过阳光照射之后，会产生对人体有害的物质。做完日光浴之后，也要多喝水，帮助体内排出废物。

★ **名词解释**

苦楝油

这是从印度苦楝树的种子与树皮中提炼出来的，含有活性成分印楝素（Azadirachtin），可以当作驱虫剂，外用也可以缓解异位性皮炎等各种皮肤病的症状。

习惯 10：节制性行为（强化内分泌）

性是生命中最美好的事情之一，但是我们要避免过度的性行为给健康带来的损害。一个月超过 4 次性行为就太多了，会让神经细胞、内分泌腺体变得衰弱，而损害健康。

生存与繁衍是动物的本能，也是人类最原始的欲望。对待性，就跟饮食一样，过与不及都不好。强行压制性的欲望，会导致性欲变形为其他形式的欲望，也可能会造成其他心理问题。**过度地纵欲，会导致内分泌与自主神经失调，而影响健康。**

男性受到性刺激，一直到射精之后，睾丸、前列腺、尿道球腺就会开始生产补充精液的原料。这个过程会耗费很多酵素、维生素、矿物质、微量元素、能量，整个内分泌系统与自主神经也会开始运作起来，以恢复精液的储备。自然的精液排出是无害的，但是纵欲却会带来害处。

纵欲给身体带来压力，引发压力激素浓度居高不下，而压力激素浓度升高会造成睾酮浓度下降，因为制造这两种激素的原料相同，彼此有一种竞争关系。

睾酮是男性睾丸所分泌的、制造精液所必需的激素。睾酮还有很多生理作用，例如帮助细胞产生能量、合成肌肉、增加骨质密度、促进骨髓造血、增强免疫功能等等。纵欲过度还会导致身体利用睾酮的能力下降，最终造成能量低落、肌肉力量变差、掉发、暴躁易怒、丧失热情与自信。

性欲一旦产生，要再强行压制就会有不良的影响，因此最佳的办法是将自己投身于有意义的工作中，并乐在其中。同时也要适度运动，运动可以降低压力激素，提升睾酮，但是要注意不要运动过度，否则会有反效果。如此，就不容易纵欲过度，而且每次性爱的质量也会很好，可以增进伴侣之间的情感，得到一个幸福的人生。

习惯 11：瑜伽体位法（帮助淋巴循环）

在养成好习惯的过程中，常常会受到不良情绪的干扰，而导致功败垂成。在这个时候，静坐与瑜伽体位法会有很大的帮助，可以平衡我们的情绪，降低粗钝的欲望。所以在迈向健康疗愈的路上，规律地静坐与做瑜伽体位法，可以大大增加成功的概率。

瑜伽体位法（Asanas）的原意是在令人感到舒适的姿势上维持一段时间。这是一种静态的运动，若能有规律地锻炼，可使身体健康强壮，并可治愈某些疾病。瑜伽体位法为何会对健康有益呢？有下列几点原因：

1. 促进淋巴流动

淋巴管收集细胞排出的废物，将之送回全身的血液循环中。不过，淋巴循环并不像血液循环，有像心脏这样的泵提供动力，而是要靠肌肉的收缩提供循环的动力。**如果淋巴循环不好的话，细胞排出的废物就会堆积在组织液中，引发症状与疾病。**瑜伽体位法借由肌肉的伸展与压迫，可以协助引流淋巴循环不佳的地方。

2. 平衡内分泌腺体

身体的运作，除了神经系统之外，还靠内分泌系统、细胞传导物质来协调。如果内分泌细胞周围的组织液堆积太多废物，就会引起慢性发炎，造成内分泌失调。内分泌失调会影响睡眠、情绪、女性经期、体重控制、皮肤皮脂腺分泌等等。瑜伽体位法通过排除组织液中的废物，可重新平衡内分泌系统。当内分泌腺体恢复平衡了，情绪也就平静下来了。

3. 平衡自主神经

瑜伽体位法可以平衡自主神经。大家一定听说过，自主神经失调会引发多种疾病，如失眠、恐慌症、心悸、胃食道逆流等等。瑜伽体位法通过直接刺激神经、引流淋巴中的废物、刺激内分泌腺体等机制，可以平衡自主神经，避免交感神经过度兴奋。

4. 放松肌筋膜与调整骨架

人体全身的骨头借由骨膜与肌筋膜联结在一起。组织液中的废物过多，也会造成活性氧和细胞中的钙离子增加，而引起肌肉紧绷。肌肉紧绷会造成骨架变形，骨架变形则会影响内脏器官功能。

练习瑜伽体位法的注意事项

　　练习瑜伽体位法的主要目的是与自己的身体对话，所以不要勉强自己一定要做到跟老师一样的标准。要记住，瑜伽体位法的意思是"维持在舒适的姿势"，而每个人的点都不一样，不要去跟别人比较。此外，做瑜伽体位法之前也要充分地热身、活动关节，才能避免受伤。

　　练习瑜伽体位法要在空气流通的室内练习。衣服最好选择透气的纯天然材质。饭后两个半到三个小时内不要练习。女性在月经期间、怀孕期间、产后一个月内，也不要练习体位法。

　　练习体位法时，呼吸非常重要。所有的动作都要配合呼吸，才能达到效果。因此，建议各位一定要找合格的瑜伽老师学习。练习之后的按摩与大休息更不可少，如此才能让体位法的效果完整体现，让身心获得最大的益处。

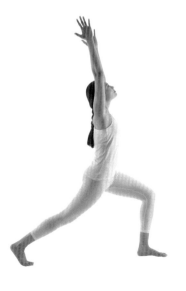

　　常用的体位法有：瑜伽身印、大拜式、眼镜蛇式、兔式、脊椎扭转式、肩立式、困难背部伸展式、鱼式、蝗虫式、摊尸式。一定要请教专业的瑜伽老师，找到最适合你的瑜伽体位法，因为每个人适合的体位法都是不一样的。

适合肥胖者的瑜伽体位法

●**早上**：大拜式、瑜伽身印、蛇式。

●**傍晚**：蛇式、困难背部伸展式、蝗虫式。

注意事项：做之前要做好热身；做的时候不要强求做到标准姿势，而是以自己的身体状况为准；做完体位法后要记得按摩与大休息。

一、大拜式

（1）一开始采用跪姿，手臂向上伸直并紧贴耳朵，双掌合十。

（2）上身开始向前弯曲时，慢慢吐气，直到鼻尖及额头触地。

（3）维持此姿势不动，闭气 8 秒钟。

（4）开始吸气，同时上半身回到原来姿势，手臂放下。

（5）重复练习 8 次。

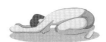

二、瑜伽身印

（1）以简单坐姿坐着，两手在背后以右手握住左手腕。

（2）上身慢慢向前弯时吐气，直到鼻尖及额头触地。

（3）维持此姿势不动，闭气 8 秒钟。

（4）开始吸气，同时上半身回到原来姿势。

（5）重复练习 8 次。

三、蛇式

（1）一开始采用俯卧姿势，双手放在头两侧。

（2）上身抬起时吸气，以双掌撑起身体，抬起胸部，双眼注视天花板。

（3）维持此姿势不动，闭气8秒钟。

（4）吐气时慢慢恢复原来俯卧的姿势。

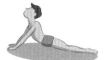

（5）重复练习8次。

四、困难背部伸展式

（1）仰卧，手臂向头部伸直，双手臂贴紧耳朵。

（2）吐气时上身抬起，上身继续前弯直到将脸埋在两膝之间，两腿要伸直，双手紧握两脚大拇指。

（3）维持此姿势不动，闭气8秒钟。

（4）吸气时慢慢恢复原来仰卧的姿势。

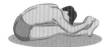

（5）重复练习8次。

五、蝗虫式

（1）俯卧，手臂向腰部伸直，手掌向上。

（2）将腰与腿抬起，同时双手握拳。

（3）维持这个姿势 30 秒。可以自由呼吸。

（4）慢慢把腿放下，回到原来姿势。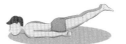

（5）重复练习 4 次。

六、摊尸式（大休息）

安静地平躺着。假想自己已经死去，像一具尸体般，两手完全放松地置于地上。时间不一定，可以做 2 分钟到 10 分钟。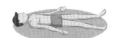

在练习瑜伽体位法一段时间之后，肌肉与筋膜会变得更有弹性，姿势自然而然也就会更标准。而且你也会发现，心灵越来越平静喜悦，不再容易有愤怒与忧虑的情绪，这些都能让静坐做得更好。接下来我们就来谈谈静坐对身心的益处。

习惯 12：每日静坐两次（身心灵全净化）

　　静坐对于维持身心平衡有很大的益处。每天我们所接触到的人、事、物，我们说的话、做的事，都会变成我们大脑中的各种想法。当你闭上眼睛，就可以感受到我们脑中的念头是如此的多。我们的身体也深受这些念头与情绪的影响，因而可能感受到压力，或变得紧绷，而静坐就可以帮助我们释放这些情绪对身体的压力。

　　从关于静坐的一些科学研究中可以发现，静坐能让身体的自主神经平衡。自主神经中的交感神经如果过于亢奋，会使身体一直处于紧张的状态，从而影响到睡眠、食欲、排便，组织与细胞的损伤也无法实时修复。因此，我一直将静坐的练习，作为整体自然疗法的一部分。

　　在玉井阿南达玛迦蔬果净化营帮助学员做蔬果汁断食时，我发现，若能配合静坐与瑜伽体位法，则整体排毒的效果会变得更好。而在断食结束之后，身体的毒素减少，身体会更柔软，心灵会更平静，静坐也会更深入。

　　静坐的方法有很多种，我在这里介绍一些基本的原则：

1. 提升专注力

　　静坐是一种专注的思维练习，能提升心灵的专注力。要我们的大脑完全不想事情是不可能的，重要的是：想什么。有句话说："你想什么，就变成什么。"将心灵专注于无限的、永恒的、光明的目标上，是最佳的选择。当你在静坐时，也许会感受到思绪纷飞，像泉水一样涌出，让你无法专注在你的目标上，这是很正常的。当思绪跑掉时，将它拉回到你静坐的目标，继续练习就好。

2. 放松身体

静坐的姿势有很多种，原则是让身体放松，不要干扰到大脑的练习即可，但要尽量保持脊椎笔直的姿势，让体内气血循环通畅。静坐时常遇到的问题有脚痛、脚麻、腰酸，这时我们可以用一些垫子将臀部垫高，直到让腰部与脚部可以放松为止。毕竟静坐是一种心灵的锻炼，身体的姿势是否标准完美是其次的。

3. 做好前置作业

要想让静坐顺利，前置作业是不可少的，主要就是吃悦性食物、做瑜伽体位法、遵守道德原则。这三者都能让情绪平稳，减少大脑杂乱的念头，让身体更加柔软，从而让静坐变得更容易。悦性食物是指对身心皆有益的食物，对静坐非常有帮助，包含五谷类、豆类、根茎叶菜类、水果等。

4. 固定时间与地点

静坐的时间与地点最好固定下来，这样更有助于我们养成每天静坐的习惯，让心灵更容易专注，静坐的效果也会更好。清晨与傍晚，都是很适合静坐锻炼的时间。静坐前要先做半浴（详见 P80 ~ P82），让五官与四肢冷却下来。

5.保持自然的呼吸速度

静坐时，呼吸的速度自然就好，不需特意去控制呼吸，要专注于静坐的目标。当我们的心灵逐渐地平静下来，呼吸也会跟随着我们的心灵变得缓慢悠长，这是自然发生的。

学习静坐，需要有经验的老师带领，因为静坐时的目标脉轮与梵咒都与个人的心灵波动有关，需要选择适合个人的目标脉轮与梵咒。此外，在静坐的过程中，也会遇到种种身体的或者心理的问题，需要静坐老师帮忙解决。

静坐会带来种种身心的改变，也会将潜能开发出来，这些都是静坐进步的里程碑。但是我们不要过于执着于这些能力，而是要继续专注在静坐的理念上，这样才不会耽误身心灵提升的进展。

学习静坐是免费的，也与您所信仰的宗教无关。静坐与世俗生活并不冲突，相反地，它可以帮助大家在工作与家庭上能更加成功。

静坐姿势种类

静坐姿势	名称	做法	说明
	莲花式（双盘）	将双脚分别盘放在另外一边的大腿上	有利于长时间的放松与稳定。不适合筋骨僵硬的初学者或腿受过伤的人
	半莲花式（单盘）	将其中一只脚放在另外一边的大腿上，另外一只脚可以放在大腿下	适合初学者。长时间容易造成脊椎侧弯，所以一定要左右脚轮流在上
	缅甸坐式	双脚平放于坐垫之上，不交叉，一只脚在前，一只脚在后，两脚平行	适合初学者。有助于身体平衡。需要左右脚轮流在前，臀部需要垫高一点
	跪坐式	臀部跪坐在脚上，可在脚踝处加一个软垫，减轻脚踝关节压力	饭后采用跪坐式，可促进消化功能
	正襟危坐式	臀部坐在与膝同高的椅子上，大腿悬空，与地面平行，小腿与大腿垂直，两脚自然平放于地	适合年纪大、腿较僵硬的人

第四章　饮食微习惯这样做

在健康疗愈的路上，"怎么吃"是最关键的，因此有必要再跟大家详细介绍各种食物的吃法。前面我曾说过："消化不良是万病之源。"要避免消化不良，就要提升消化力，同时也要让食物变得好消化。好的生活习惯可以提升我们的消化力，而怎么让食物变得好消化，就是接下来要讲的重点。

选择容易消化的食物

每个人的消化力不同，每种食物耗费的消化力也不同。蔬菜、水果属于容易消化的食物。没有高温精制过的冷压油也是容易消化的。**种子类食物，比如谷类、豆类、坚果类，虽然很有营养，但需要事先泡水处理过，才会变得好消化。肉、鱼、奶、蛋等动物性食物比植物性食物更难消化。高温的烹调方式，比如煎、烤、炒、炸，会让食物变得难消化。**

很多食品添加剂都是化学物质，属于难被人体酵素系统分解的物质。

吃容易消化的食物，可以节省人体产生酵素的原料与能量，因此可以产生更多的代谢酵素去分解体内的毒素。有慢性病的人，选择的食物越容易消化越好，比较难以消化的肉、鱼、奶、蛋，最好列为禁忌食物，这样消化的速度才快。

植物类中的小麦与黄豆，也是属于比较难消化的。消化力不好的人，最好暂时避开这两类食物。

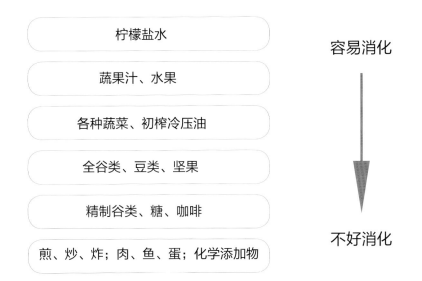

如何选择农产品

著名的 1852 年《西雅图酋长宣言》中有这样一句话："任何发生在大地上的，必将同样地降临在它的子民身上。"

选择农产品，就是在选择建构我们身体的建材。我们吃进什么，就会变成什么。人体的细胞材料来自蔬果，蔬果来自土壤，这就是身土不二的概念。好的农产品，一定是来自好的土壤。

选择农产品的 4 个标准

（1）肥料使用	尽量使用本身土地上的落叶堆肥、动物粪肥等。不可过度使用化肥，而使土壤失去活力。如果土壤中有丰富的微生物、有机腐殖质、团粒结构等等，就是有活力的土地。土地与人体一样，施肥过度会生病，惹出一堆坏菌与病虫害
（2）农药	尽量不使用农药，采取生物防制法，或者利用轮耕与混耕，来避免病虫害
（3）灌溉用水	水源要洁净，尽量不要有家庭废水、工业废水、农药废水（上游的农药与除草剂）污染。也不要使用地下水来灌溉，会有砷污染疑虑，且破坏生态
（4）生态	农田周遭的生态系越完整越好，有池塘、树林，动植物种类多样。这样的环境，土壤的营养成分好

选择农产品是一门大学问，一般人也没有那么多的精力去研究与选择。我自己的经验就是选择有理念、有知识、值得信赖的农夫，然后直接跟农夫购买。这样的话，价格便宜，质量也有保障。也要尽量选择本地、合乎时令的农产品，最好吃也最营养，病虫害少，农药残留的可能性也低。

这样吃蔬菜

蔬菜有很多种类，如叶菜类、根茎类、瓜果类、花类、豆荚类等等，它们相对来说都属于比较容易消化的。蔬菜多半具有很高的纤维质，纤维质可以带来饱足感。蔬菜与淀粉类食物一起吃可以延缓血糖浓度上升的速度。蔬菜也具有很丰富的维生素与矿物质，与蛋白质食物一起吃，可以提供中和蛋白质酸性消化产物所需的碱性矿物质。

肠胃不好的人，如果要让蔬菜变得更好消化，那就要将其煮烂，如此植物纤维就不会给肠胃带来太大的负担。当然煮熟之后，有些营养素可能会流失，例如维生素 C、酵素等等。这些可以从生菜、水果中摄取。肠胃不好的人则可以通过榨蔬果汁的方式，获得蔬菜水果中的营养，从而避免未煮过的蔬菜水果的植物纤维刺激肠胃。

当我鼓励人多吃蔬菜，少吃肉、鱼、奶、蛋时，常有人一脸茫然地问："这样不是没什么东西可吃了？"其实蔬菜的种类非常丰富，在这里列出一些四季常见的蔬菜，给大家参考。

叶菜类

春	茼蒿、马齿苋、豆瓣菜
夏	地瓜叶、空心菜、苋菜、落葵薯、木耳菜、龙须菜、九层塔
秋	芹菜、芥蓝菜、秋葵、红凤菜、小白菜、香菜
冬	卷心菜、油菜、花菜、西蓝花、大白菜、莴苣、牛皮菜、菠菜、莜麦菜

根茎类

春	胡萝卜、牛蒡、箭竹笋
夏	桂竹笋、茭白笋、芦笋
秋	山药、红薯、芋头、菱角、莲藕、麻竹笋
冬	白萝卜、马铃薯、姜、大头菜

瓜果类

春	番茄
夏	苦瓜、丝瓜、茄子、蒲瓜、黄瓜
秋	南瓜
冬	冬瓜、彩椒

豆荚类

春	长豆
夏	四季豆
秋	豌豆、皇帝豆
冬	四季豆

花类

春	油菜花
夏	朱槿
秋	落神花、金针花、野姜花
冬	香蕉花

这样吃水果

　　水果也是非常容易消化的食物，是最方便取得的生食来源之一，可以提供优质酵素、维生素与矿物质。**水果也有丰富的纤维质，可以增加肠内的益生菌。**但是要避免吃太多太甜的水果，以免影响消化。淀粉含量高的水果，例如苹果与香蕉，则会相对难消化一些。

　　空腹时单独吃水果，可以充分得到水果的好处。**早餐前可以吃一些容易消化的水果，比如橙子、木瓜等等。**两餐之间也可以吃水果，当作是点心。

　　如果水果要与正餐一起吃的话，是要饭前吃还是饭后吃呢？这个问题比较复杂。**饮食顺序基本原则是容易消化的先吃，这样食物不易在胃里塞车。如果根据这个基本准则，那么水果应该饭前吃。**

　　但是如果根据味道的进食顺序——苦、**涩、辣、咸、酸、甜，那么太甜的水果应该饭后吃，以免影响消化。**

　　对于消化差的人来说，饭后吃一些有助于消化的水果，例如木瓜，可以降低消化不良的程度。但最好还是遵守饮食原则，以免消化不良。

　　关于食物味道的进食顺序，这里稍微解释一下：先吃苦味菜会让后面所有的菜都变得好吃。**涩味菜让神经收敛，辣味菜让神经活化起来，这两者可以彼此平衡。咸味菜中的盐可以抑制酸味，让甜味菜更好吃。**

吃了甜食之后，消化酵素的分泌就减少了，所以甜食要放在最后吃。

这样吃谷类

种子类的食物，比如谷类、豆类、坚果类，通常都含有一些影响消化的成分，比如植酸、鞣酸等，会破坏蛋白质成分的酵素，**要经过泡水催芽再煮熟的步骤，才会变得好消化**。泡水的时间至少 4 个小时，最好能隔夜；如果是温度比较高的夏天，每 4～6 个小时要换水，以免馊掉。泡水之后，植酸可以被除去。此外，种子内的酵素会被活化，开始分解自身的营养素，将种子内的淀粉、蛋白质、油脂分解成小分子，变成容易消化的形式。

谷类包括糙米、小麦、荞麦、藜麦、燕麦、小米等等。糙米营养丰富，但纤维比较不容易消化。消化很弱的人可以先吃白米，等肠胃变好后再增加糙米。**水稻要注意产地的水源，因为水稻很容易吸收水中的砷。水源有砷污染的话，吃白米会比糙米好，因为毒素会累积在粗糠中。**

稻米常见的品种有粳米与籼米。一般说来，籼米比较好消化，血糖浓度上升比较慢，也不容易胀气。有血糖问题的人可以选择籼米品种。

小麦做成的面食是很多人的最

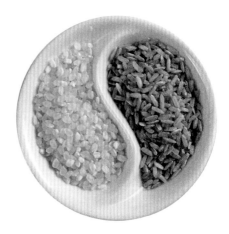

爱，比如面包、蛋糕、面条、馒头、包子等等。但是当今的商业小麦多是侏儒小麦品种，含有比较多的麸质蛋白，以及不容易消化的淀粉等，不宜多吃。原生种的小麦就比较好消化，比如卡姆小麦（Kamut）、斯佩尔特小麦（Spelt）。当然这也跟人种的基因有关，有些人的酵素系统就比较能消化小麦。

★名词解释

藜麦

　　藜麦号称谷类之母，含有优质蛋白质，维生素与矿物质都很丰富，营养价值极高。藜麦大多来自南美洲，有白色与红色两种。其泡水之后，可以煮成藜麦饭来取代米饭。

燕麦

　　燕麦有丰富的膳食纤维，能使人有饱足感，很适合拿来当作点心吃。市面上售卖的燕麦有燕麦粒、生燕麦片、熟燕麦片。

燕麦粒	是完整的种子。泡水再煮烂，就会变得很好消化。有时间下厨的话，燕麦粒是比较好的选择
生燕麦片	已经提前被压扁了，即使泡水也无法催芽，不容易消化。生燕麦片要煮过才能吃
熟燕麦片	同样无法泡水催芽，营养成分也流失得最多，只是比较方便食用而已

这样吃豆类

豆类是很好的植物蛋白质的来源，比如黄豆、黑豆、扁豆、米豆、鹰嘴豆、花生、红豆、绿豆等等。豆类同样要泡水催芽再煮烂，可以在前一天晚上先泡水，隔天再煮着吃。豆类泡水的时间要比谷类更久一点。

黄豆是豆类中最难消化的一种，病人与消化不好者最好避免。如果一定要吃黄豆，可以选择有机黄豆。食用前泡水催芽，或制成发酵产品，例如天贝，都是让黄豆制品变得更容易消化的方式。黑豆与黄豆一样，都是大豆的一种，毛豆则是八分熟的大豆。

豆类中的花生很容易发霉，受到黄曲霉素的污染，在食用时要特别小心。

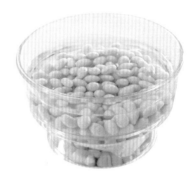
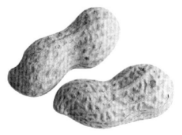

▲带壳花生要用小密封袋封存，放在冰箱里保存，注意一次不要买太多。

首先是要选择完全晒干的带壳花生，要吃之前再剥开，外观有破损与异样的花生就丢弃不吃；之后泡水，完全煮熟再吃。

★名词解释

豆类泡水的方法

　　先挑出破损等质量不好的豆子，将豆子洗干净，加入两倍的过滤水浸泡。浸泡时间约为 12 个小时，夏天时每 4 ~ 6 个小时要换水一次。浸泡完成之后，将水倒掉，再用过滤水清洗一次，就可以下锅了。

这样吃坚果

坚果是指果皮坚硬的干果类与种子，常见的有杏仁、腰果、核桃、开心果、松子、南瓜子、芝麻等等。

坚果最大的好处在于具有丰富的微量元素。在绿色革命之后，农产品一般会用大量的氮、磷、钾等肥料。其他的微量元素，比如钙、镁、锌、铁、铜、硒、锰等等，就相对缺乏。而这些元素都是建构人体的酵素系统所不可或缺的。

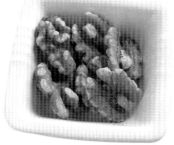

坚果很多都是树木的种子，例如杏仁是扁桃树的种子，核桃是胡桃树的种

子，腰果是腰果树的种子，等等。树的生长期长，树的根可以扎得比较深，可以吸收更多土壤的微量元素，所以坚果的微量元素含量丰富。

除此之外，**腰果还是 Omega-3 等不饱和脂肪酸的天然来源。** Omega-3 脂肪酸最大的问题是很容易被氧化破坏，直接从坚果中摄取就没有这个问题，但是也要避免高温的料理方式，以免破坏珍贵的 Omega-3 脂肪酸。

坚果也是绝佳的植物性蛋白质、卵磷脂、维生素 E 与维生素 B 的来源，可以预防多种慢性病。

像这样的超级食物应该怎么吃呢？市售的坚果多半经过高温烘烤，或者加入过多的调味料。我的建议是**买未加工处理过的坚果，自己来处理**（坚果先泡水催芽还是最重要的）。做法是准备一个玻璃碗，加入食材 2 倍量的过滤水，用薄纱布盖住碗口，在室温下浸泡。

种子发芽需要适当的温度，所以不要放冰箱；夏天温度高，就每 4 个小时换一次水，以避免馊掉。种子发芽也需要新鲜空气，所以不要完

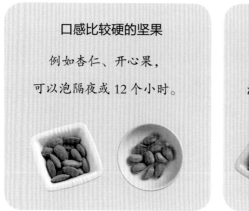

口感比较硬的坚果

例如杏仁、开心果，

可以泡隔夜或 12 个小时。

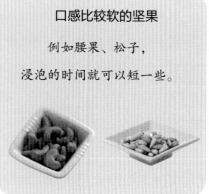

口感比较软的坚果

例如腰果、松子，

浸泡的时间就可以短一些。

全密封。浸泡完成后的水不可食用，要倒掉，因为里面有植酸等有害物质。之后要再用饮用水洗一次。

浸泡完成后的坚果算是生食的一种，消化好的健康人可以直接吃，这样酵素与 Omega-3 的含量最丰富。**想要让坚果口感与风味变得更好，可以在 46℃ 以下的低温烘焙。**消化不好的人可以将坚果加入菜肴里面煮着吃，例如彩椒腰果或者杏仁山药汤。

坚果属于高蛋白质、高脂肪的食物，吃多了对身体有负担。以杏仁来说，其中 20% 是蛋白质，50% 是脂肪，只要 5 颗就是一茶匙的油了。建议是，每天吃不超过两种坚果，每种坚果可以吃 1 ~ 2 份。每份坚果的数量列表如下 [每份约 45 大卡（1 大卡 =1000 卡 = 4186 焦耳），相当于 1 茶匙的油]：

名称	数量
核桃	2 粒
杏仁	5 粒
腰果	5 粒
开心果	10 粒
花生仁	10 粒
南瓜子	35 粒
芝麻	2 茶匙

这样吃油脂

　　油脂是很好的能量来源，比起碳水化合物的淀粉来说，每一单位的脂肪可以提供更多的能量。而且很多生理功能需要脂肪的参与，有些脂溶性维生素的吸收也需要油脂的帮忙。所以脂肪在食物中最好维持一定的比例，才能让身体健康。

　　我们每天吃的食物当中就具有天然的油脂，比如肉类、海鲜、奶制品、蛋、谷类、豆类、坚果类都是油脂含量高的食物，甚至绿色蔬菜、海藻、海带、水果也都有少量的油脂。

　　如果饮食均衡的话，不一定需要额外补充油脂。**建议大家尽量从容易消化的完整食物中获取所需的油脂，例如泡水处理过的谷类、豆类、坚果类等等**。额外吃进身体的油，就要注意各种油脂的种类、比例与分量问题。

　　脂肪可以分为饱和脂肪与不饱和脂肪。通常动物性的油脂，饱和脂肪的比例高，所以容易在常温下呈现固态，比如猪油、奶油等等。植物油中的椰子油也是饱和脂肪。饱和脂肪比较稳定，不容易酸败，高温料理时也不容易变质。人体内的脂肪，也大都是饱和脂肪。吃进去的饱和脂肪超过所需，会储存在脂肪细胞中。此外，人体还能从碳水化合物自行合成饱和脂肪，所以淀粉类食物吃多了，还是会长肥油的！

　　植物油通常是不饱和脂肪比较多，在常温下呈现液态。不饱和脂肪又分为 Omega-3、Omega-6、Omega-9。

常见的植物油

饱和脂肪	Omega-3	Omega-6	Omega-9
椰子油	亚麻籽油 紫苏油	大豆油 葵花子油 葡萄籽油	橄榄油 苦茶油

　　不饱和脂肪酸对于免疫调节、神经系统、心血管健康十分重要。**不饱和脂肪酸中的Omega-3与Omega-6，在化学结构上称之为多不饱和脂肪酸，人体无法自行制造，需要从食物中摄取，又被称为"必需脂肪酸"**。直接从食物中摄取的多不饱和脂肪酸比较稳定，而从种子中榨出油之后，就变得比较不稳定。因此这两类油很容易过氧化而酸败，不论是在体外还是体内。过氧化的不饱和脂肪酸会产生活性氧，伤害身体组织、免疫系统，造成老化、心血管系统等健康问题。

　　尤其是 Omega-6 脂肪酸，主要因为各种常用的烹调用油都是以 Omega-6 为主的植物油，所以很容易摄取过量。高温的烹调方式，或者将植物油氢化，会让 Omega-6 变得更难消化。**过量的 Omega-6 会在体内助长发炎与过敏。适量补充 Omega-3 脂肪酸，可以平衡 Omega-6 过量造成的发炎体质，但一样不能过量。**

　　Omega-9脂肪酸，在化学结构上称之为单不饱和脂肪酸，稳定性介于饱和脂肪酸与多不饱和脂肪酸之间。比如**橄榄油与苦茶油，具有不饱和脂肪酸对心血管健康的好处**，又不像大豆油、葵花子油容易过氧化变质。

　　如果你是**女性文秘工作者，体重 50 公斤，每天可以摄取的脂肪大约是 50 克**。食物中的肉、鱼、蛋、奶、豆类的油脂含量，大约为 10%，坚果类的油脂比例约为 50%。大家可以大约估算一下自己每天摄取的油脂量，看有没有超标。

　　如果没有超标，就可以额外补充油脂。**比较好的补充方法是：把菜煮熟，装到碗盘之后，再加入好的冷压油拌一拌**，避免油在高温之下变性成不好消化的结构。这样吃油是最容易消化的方式。不要将油直接倒到锅里，因为油会浮在水上，这样还是会接触到锅壁高温的部分。

　　如果一定要用煎炒的高温料理方式，就只能用饱和脂肪（椰子油、奶油）、Omega-9 脂肪酸（橄榄油、苦茶油）等比较耐高温的油，避免用以 Omega-6 脂肪酸为主的油。

　　至于各种油脂的比例，用一个比较简单的公式来记忆，那就是：

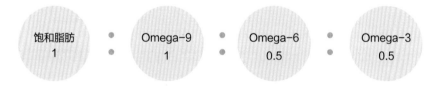

饱和脂肪 1 · Omega-9 1 · Omega-6 0.5 · Omega-3 0.5

　　对于有发炎、过敏等慢性病的人，就不建议再吃含 Omega-6 的油了。这样的话，公式就变成：

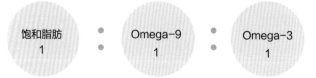

饱和脂肪 1 : Omega-9 1 : Omega-3 1

（每一类油，每天大约吃 15 毫升。）

含 Omega-3 的油比较少见。**亚麻籽油、奇亚籽油、紫苏油、大麻籽油、海藻油，都属于 Omega-3 脂肪酸比较多的油品。**Omega-3 脂肪酸是最容易氧化变质的油，怕热怕光，所以要装在暗色瓶中，开封后要密封好放入冰箱，并且要尽快吃完。这类油可以直接吃，或者让饭菜降温到 40℃以下再加入。

动物性油脂中的鱼油比较特殊，虽然也属于 Omega-3 脂肪酸成分高的油，但是由于环境污染严重，像海洋鱼类是二噁英、多氯联苯等污染物的最终储藏库，**不建议从鱼油中来补充 Omega-3 脂肪酸。**

这样补充蛋白质

蛋白质是组成身体细胞与组织的主要成分，在生长发育期、怀孕时、手术后、伤口复原时、运动锻炼时，需要量比较多。但是一般没有做大量运动与体力劳动的成年人，所需要的量并不多，**大约是每公斤体重需要 1 克蛋白质。**

蛋白质过量是现代人常见的问题。不像过量的淀粉与脂肪可以被储存起来，我们的身体无法储存过量的蛋白质。**过量的蛋白质只能经由肝脏处理、肾脏排出，因而加重了肝肾的负担。**此外，蛋白质在代谢过程中产生很多酸性废物，会耗费很多碱性的矿物质去平衡，例如钙、镁、钾。

蛋白质食物是食物中最难消化的，**同一餐尽量不要吃两种以上的蛋**

白质，比如起司与肉，是最难消化的组合。这样会非常不容易消化，基本上会造成消化不良和毒素累积。

植物性蛋白质比动物性蛋白质容易消化，比如谷类、豆类、坚果类都是很好的蛋白质来源。蜂花粉也可以当作补充蛋白质的食物来源。

这样吃盐

盐对人类非常重要，可以让食物的风味鲜活起来，带给人们活力。酸味的食物，如柠檬汁，加点盐可以平衡酸味对人体的刺激。

对于有大量体力劳动的人来说，每天会因流汗而流失大量的盐，要有适当的补充。不过对于现代人来说，体力劳动的机会已经变得很少，反而是吃入过多盐的可能性更大。

过量的盐会造成高血压、心脏病、细胞水肿、骨质疏松等疾病，会损害胃黏膜，增加肾脏负担。由于蔬菜水果中都已经含有盐分，到了一定年纪之后，食物中就不要再加盐了。对于吃盐过量而器官衰弱的病人，或者有伤口未愈合者，都应该暂时不要吃盐。

盐的化学成分是氯化钠。吃盐过多的坏处主要是来自其中的钠。每一克盐约有400毫克钠，每天钠离子的摄取量最好不要超过2500毫克，也就是说，**每天不要吃超过6克的盐。**

各种天然食物中都含有钠，很多食品中的钠成分更是超标，所以我们常常会不知不觉吃下过量的钠。调味品中也含有钠，比如酱油与味精。

为了避免吃下过量的盐，我们可以善加使用各种香料、柠檬汁、醋

来调味；也可以利用无水烹调，让食物本身的风味更突出。这些都可以减少盐的使用。

★名词解释

无水烹调

顾名思义，就是在烹调过程中，不加任何水，而是利用食材本身的水分烹调的一种料理方式。由于味道没有被多余的水稀释，可以充分突显出食物天然的美味。

要做到无水烹调，首先是锅盖要能密合，不让水蒸气散出，所以通常是厚重的铸铁材质比较方便。有些锅盖的设计是利用锅盖中心温度较低的特点，让水蒸气遇冷凝结回到锅中。例如将锅盖做成尖塔状的塔吉锅；或者在锅盖中心设计一个凹槽，可以放冰块，让水蒸气可以遇冷凝结成水回到锅内。

进行无水烹调，要注意食材本身的水分是否足够。一般的叶菜类水分都不少，丝瓜、白菜就更不用说了。为了避免烧焦，可以将一些食材切薄片垫底，作为"牺牲打"，例如西红柿。尽量不要使用有防粘涂层的锅。

食材装满锅的三分之二左右，太少会导致水分不够，太多会导致没有对流空间。火力以中等为佳，这样可以让锅里面的热能对流顺畅。

这样吃生食

生食可以刺激免疫力提升，提供酵素、维生素 C 等等这些加热会被破坏的营养素。适量的生食对身体是有好处的。**生食的来源有生菜沙拉、水果、蔬果汁、泡水催芽过的坚果等**。

对于病人或肠胃弱者，生食中的粗纤维可能会是负担，可以用慢磨机将蔬果的纤维分离，做成蔬果汁来喝，等肠胃的健康状况改善后，再直接吃生菜沙拉这种比较难消化的生食。

不过很多食物是有微毒的，最好选择那些已经有悠久历史的可生食蔬菜水果，例如莴苣类、青苹果丝、胡萝卜丝、青椒等等。**病人不建议吃生芽菜，容易过敏与影响消化。有污染疑虑、农药残留、过度施肥的蔬菜水果不要生食。谷类、豆类很难消化，不建议生食。生食蔬菜要仔细清洗**。

洗菜三步骤

（1）第一步是用流动水彻底将根或叶上的泥土与虫卵仔细清除。这是最重要的，也是要花最久时间的步骤。

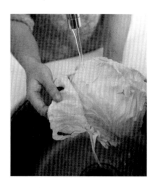

（2）第二步是消毒杀菌，可以使用臭氧水或是含鲁格尔溶液（碘与碘化钾的混合溶液）浸泡一下。

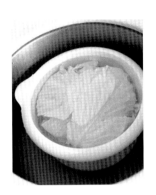

（3）最后一步是用饮用水再清洗一次，沥干水分。

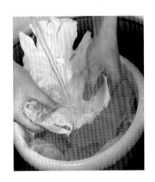

这样烹调

烹调的目的是要最大限度保存食物的营养、让食物好吃、让食物好消化，所以**用少量水，以小火慢炖的方法来烹调是最好的，也就是类似于无水烹调**。将食物纤维煮到烂，消化系统的负担才最小。少量水，小火慢炖，可以保留最多营养，风味也最好。煮好之后再拌入冷压油来吃。

整颗的根茎类或瓜类，比如南瓜与马铃薯，也可以用烤箱烤。由于是整个烤，内部水分没有流失，尝起来很好吃，营养流失也少。

因为消化每种食物所需要的消化酶不太一样，所以同一道菜中种类不要太多。种类太复杂的料理，会增加消化的难度。每一餐的菜色也不要太多，以不超过四道菜为原则，才不会造成消化不良。

摄取蔬菜的关键

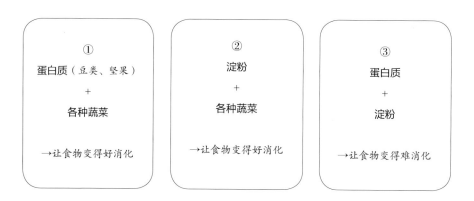

高温烹调的方式，比如煎、炒、炸等等，会让油脂与其他食物的化学结构发生改变，而变得难以消化，因此要尽量避免高温烹调。想要让食物变得好吃，可以先将油与香料一起低温加热，再加到煮熟的食物中拌匀。

跟我一起这样吃

为了让大家能够更好地了解如何安排一天的食物，在这里列出我的冬季菜单，给大家参考：

早餐前喝水 500 毫升，至少半个小时之后吃早餐。

早餐

水果　柳橙、木瓜

生菜　筊麦菜、青椒，佐亚麻籽油

蛋白质　豆浆

淀粉类　80% 黑麦面包

早午餐点心（饿了才需要吃）

水果　香蕉

淀粉类　燕麦粥

午餐

蔬菜料理 1　炖胡萝卜、卷心菜，佐椰子油

蔬菜料理 2　炖姜丝、冬瓜、腰果，佐苦茶油

蛋白质　咖喱鹰嘴豆泥

淀粉类　一半糙米的白饭

下午茶点心（饿了才需要吃）

水果　苹果

蛋白质　杏仁奶

晚餐

蔬菜料理 1　煮莜麦菜

蔬菜料理 2　煮西蓝花、马铃薯，佐橄榄油

蛋白质　红豆汤

少吃大蒜与洋葱

　　大蒜与洋葱含有大蒜素等刺激物质。它们一吃下肚，就会刺激胃酸分泌，肠胃道也会开始分泌许多水分，要将这些刺激物质排出体外。肝脏、肾脏、皮肤的解毒与排毒的火力会全开，将这些刺激物质从大小便与汗液中排出，眼泪、鼻涕、口水、精液也都全是臭味。这整个过程是非常耗能的，也会消耗大量的酵素与体液。所以从保存能量与酵素的观点来看，我并不赞成吃大蒜与洋葱。

　　也许一开始吃大蒜与洋葱，会使身体的神经兴奋起来，但能量与酵素消耗过度之后就会耗竭，一些精细的器官功能，如记忆、思考、情绪、视力、听力、生殖力，就会开始变差。长期吃大蒜与洋葱，会让各个排毒系统疲惫，引发肠胃、肝脏、肾脏、血液与皮肤疾病。古人说大蒜"散气耗血"，不是没有道理的。

　　荤食料理常常喜欢加入大蒜与洋葱，因为胃酸分泌增加可以促

进动物性蛋白质的消化，大蒜的杀菌力可以防止腐败菌增生。这是有一些好处没错，但是改吃素食之后，就完全可停掉大蒜与洋葱，因为蔬菜水果里面的好菌是多于坏菌的，植物性蛋白质也远比动物性蛋白质好消化。

　　如果是作为药物使用，则大蒜、洋葱还是有一些好处的。例如要进行深度排毒之时，借由大蒜与洋葱之力，可将体内深处的毒素逼出来；或者使用大蒜油与洋葱油来治疗皮肤感染；等等。

少吃菇类

　　菇类包括香菇、蘑菇、金针菇、杏鲍菇、木耳等。菇类不是蔬菜，是一种真菌类，没有叶绿素。菇类常常被当作肉的代用品，因为它与肉的特性很相像，具有强烈的肉鲜味。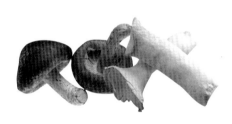

　　这种鲜味的来源，在肉类与鱼肉中，是一种叫作肌苷酸的物质，英文简写是 IMP；菇类鲜味的来源是鸟苷一磷酸，英文简写是 GMP。这类鲜味物质在一般蔬菜中含量很少，但是在菇类与肉类中含量很高。

　　IMP 与 GMP 在体内会被代谢成黄嘌呤，这是一种温和的兴奋剂。咖啡因、茶碱、可可碱其实也都是黄嘌呤的一种衍生物。黄嘌呤可以从尿中直接排出，但会耗费身体的水分，造成身体缺水；或者可以将黄嘌呤氧化成尿酸，但尿酸过多又会造成痛风。

　　血液中的黄嘌呤过多，会造成心灵的烦躁不安，兴奋之后就会变得昏沉。这个过程会降低心灵的力量，不利于我们养成各种健康的好习惯。所以，如果我们要追求身心平静和谐的长远目标，最好还是不要吃菇类。

　　菇类是从腐烂的植物中长出的，具有很强的重金属吸收能力。喜欢吃菇类的人，一定要注意其生长的环境是否有污染。天黑之后吃菇类害处更大，所以最好只在白天吃。野生的菇类很多都是有毒的，从外观上很难分辨，最好不要乱吃。

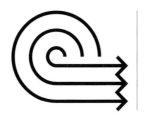

第三篇

避开路上的坑

养成良好的生活习惯与饮食习惯之后，身体便能更好地获得能量与营养素，开始修复自己。这个过程并不是一帆风顺的，而是有着各种各样的陷阱的。如果我们能事先了解到这些情况的话，遇到困难时就不会慌乱了。

第一章 好转反应的应对之道

好转反应是指在身体好转的过程中，可能会出现的种种症状。好转反应与生病不一样：生病一般是因为毒素的累积导致慢性发炎与感染、细菌病毒增生而造成的；好转反应是因为身体主动排出废物而产生的暂时性的体内毒素增多的现象。

好转反应的成因

为什么会发生好转反应呢？有一部分原因是来自肠道细菌的改变。我们的肠子里面，有超过一百兆数量的细菌。有些细菌对人体有益，可以产生维生素，可以帮忙分解营养素，可以帮忙调控免疫反应。有些细菌则是坏菌，会引起发炎，会制造毒素。我们每天吃进去的食物、我们自身的消化能力还有自身的免疫能力的差异性，都会形成不同的肠道环境，养出不同的细菌。

　　譬如说肉食者肠内菌以肠道内拟杆菌属（Bacteroides）居多，蔬食者肠内菌以普雷沃氏菌属（Prevotella）居多。当我们改变饮食，多吃蔬菜、水果、生食时，或者消化力提升，没有让过多的未消化食物进入大肠时，或者免疫力提升，不再容忍坏菌时，肠内菌丛就会经历一番"改朝换代"的过程。死掉的细菌残骸以及伴随的毒素就会暂时造成肠胃与皮肤的症状，这就是好转反应的其中一个成因。

　　另外一个造成好转反应的原因是毒素的性质改变了。原本有些毒素，因为身体缺乏能量与营养素而无法处理，当身体获得了原本缺乏的营养素后，就可以处理这些毒素了。过多的毒素可能来不及通过大小便

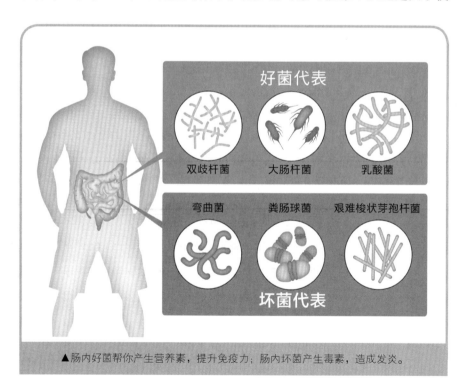

▲肠内好菌帮你产生营养素，提升免疫力；肠内坏菌产生毒素，造成发炎。

排出，便通过皮肤直接排出，或者是新获得的营养素不足以将毒素彻底分解，这些分解到一半的毒素无法从大小便排出，只能从皮肤排出，因此引发皮疹。

第三个原因是身体的平衡机制需要重新调整。比如原本习惯晚睡的人，身体已经习惯在深夜分泌各种压力激素让头脑保持清醒，即使早点上床，肾上腺还是根据原来的生物钟分泌超量的压力激素，这样就会造成失眠。

就像戒烟与戒酒一样，毒素也会有戒断症候群。各种激素根据生理时钟来分泌，一旦生活作息改变，有时就会有暂时过量的状况。有些毒素具有刺激或抑制神经系统的作用，一旦毒素降低，神经系统反而会有暂时失常的现象。比如戒烟（尼古丁）会造成便秘、食欲不振，戒糖会引发焦虑、抑郁。这些问题都需要一段时间来重新调整。

此外，如果身心压力解除一段时间之后，压力激素开始下降，原本被压力激素压制的免疫系统开始运作起来，可能会出现比如发烧之类的好转反应。

另外还有一种情况是在原本气血循环不通畅的地方，因血液循环改善造成的症状。原本阻塞的血液循环被打通之后，这些地方会有痒、酸、痛、麻的感觉。

好转反应的特征

但是这些症状是暂时的，与生病不同。好转反应的一个特征是：来得快，去得快。大多数的好转反应都在几天内就结束了，很少会超过1周，直到下一波的好转反应来临。

好转反应的另外一个特征是：会有动态的变化。排毒过程基本上是毒素从比较深层的器官与组织被排到比较表层的器官与组织，然后进一步被排出体外。**只要能量与营养素足够，有足够的水分与活动，分解出来的毒素很快就会被排出体外。**所以好转反应常常是在不同的部位轮流发作，但是时间都不长。

如果好转反应拖的时间很长，那就要考虑能量、营养素、水分、活动是否不够。有时候是因为慢性压力造成的症状，这时候要考虑有些疗法本身是否给身体与心理带来了压力，然后要想办法减轻压力。皮肤与关节是比较常见的好转反应会拖得比较久的部位，时间有可能会到2周以上。

好转反应与生病的比较

比较项目	生病	好转反应
发生原因	能量与营养素低落，毒素累积	能量、酵素、营养、气血循环改善

（续表）

比较项目	生病	好转反应
引发条件	劳累、受寒、熬夜、饮食不正常、纵欲、心理压力大	充分休息、正确补充营养素、远离毒素、环境压力解除、心理压力解除
是否有新的症状	有可能是从未产生过的症状	多半是曾经发生过的症状
症状严重度	从轻微到严重	一开始很剧烈，但很快减轻
持续时间	可能会拖很久	来得快，去得快，一般不超过 7 天。关节与皮肤的好转反应可能会超过 2 周
对健康的影响	健康状态变差	健康状态变好

好转反应的分类

好转反应可以分成三类：毒素反应、排毒反应、复原性发炎反应。

第一类，毒素反应：指的是毒素在血液与淋巴中浓度暂时增加时所产生的症状。这一类的好转反应，与前面讲过的毒素累积的第一阶段——急性症状有点类似。一开始最常见的症状就是感到疲倦想睡觉，更严重一点的就是头晕、头痛等等。这是因为毒素在血液中的浓度增加而影响到大脑的缘故。其他的还有恶心想吐、情绪释放反应等等。但这些症状都符合好转反应的原则，来得快，去得快。有时无来由的会有悲伤的情绪，但很快就过去了。淋巴与组织液的毒素暂时升高，会引起关节痛、肌肉痛、水肿等症状。

第二类，排毒反应：指的是毒素从体液排出时会有的现象，包括大便、小便、汗液、月经有恶臭，以及腹痛、腹泻、口腔溃疡、皮疹、咳嗽多痰、流鼻水等等。

第三类，复原性发炎反应：身体在能量上升之后，会启动免疫系统去修复旧伤与清除一些难分解的毒素，往往会有红肿热痛等发炎现象。有时候会发烧，但是退烧后的精神体力都还是很好。

好转反应的处理原则

在好转反应来临时，我们的处理原则是：帮助身体排毒，而不要去抑制症状。当毒素排出之后，好转反应自然就会消退，我们也可以感受到精神、体力等状况的提升。如果一定要使用药物的话，也尽量使用天然药方，而不要用化学的药物去压制症状。

以前感冒时，医师往往会交代要多休息、多喝水。其实这也是处理好转反应的重要原则。多休息可以节省能量，多喝水可以加速毒素通过多种途径排出，如大小便与皮肤。

　　饮食清淡，减轻消化道的负担，可以节省能量，帮助身体排毒，也避免因为消化不良、肠内有害菌增生而造成的毒素负担。前面介绍过的半浴，也是处理好转反应的良方。

　　用水泼眼睛，可以带走眼睛的分泌物，同时振奋精神。排汗多时，可以多洗几次澡，带走皮肤上的毒素，也促进新的毒素从皮肤毛细孔排出。

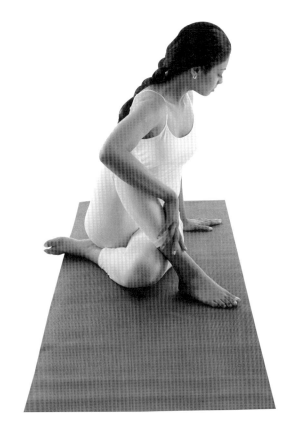

▲瑜伽体位法除了可以促进淋巴排毒之外，还可以让情绪稳定，协助我们度过难熬的好转反应。

用水漱口，可以带走口腔内的毒素。我们的口腔也是各种管道的交会处，如鼻腔、支气管、食道。当排毒时，来自各个管道的分泌物都带有许多的毒素、废物。多漱口可以降低这些毒素的浓度。

适当的体力活动，可以促进淋巴循环。但是要注意不要运动过量，以免造成能量消耗、体内压力激素上升。拉筋、按摩、瑜伽体位法等等，都是适合在好转反应发作期间做的活动。

各种好转反应的处理方法

1. 恶心

可以吃燕麦糜与喝薄荷茶。燕麦有丰富的可溶性纤维，可以吸附胃中的毒素，减少胃壁的刺激，而燕麦糜是一种浓稠的燕麦水。薄荷的功效很多，可以退烧、止痛、促进消化，对于止恶心效果也很好。

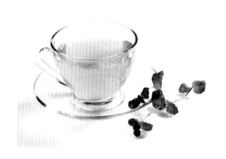

★名词解释

燕麦糜

将水倒进锅中煮沸，再加燕麦。比例是五份水对一份燕麦。滚沸大约五分钟。可以将锅盖半开，让水分蒸散一些。五分钟后，搅拌一下，拿滤网将燕麦滤掉，只需要浓稠燕麦水的部分。

2. 腹泻

可以补充稀释的柑橘类果汁加海盐，预防电解质失衡。此外还可以热敷腹部。燕麦糜在腹泻时也是很好的食物。

3. 痔疮发作

可以利用坐浴。将臀部坐泡在很温暖的水里几分钟，然后再坐泡在很冷的水里。这么做能增进该区域的血液循环。**温水坐泡三分钟，冷水坐泡一分钟**。这样来来回回差不多三次。坐浴的水位以不超过肚脐为原则。坐浴对其他的骨盆腔疾病，比如子宫肌瘤和其他妇科疾病，以及泌尿科疾病等都有帮助。

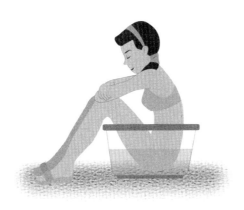

4. 皮疹

皮肤问题**可以用燕麦糜与芦荟胶来处理**。燕麦糜不只可以保护胃壁、保护黏膜，也可以保护皮肤，对皮疹、皮肤伤口有舒缓的效果。芦荟是另外一种处理黏膜与皮肤问题的圣品。大家应该都有听说过芦荟对晒伤、烫伤的疗效，用它来处理皮肤的好转反应也同样有效。可以用晒干的芦荟汁与椰子油混合，做成皮肤敷料。

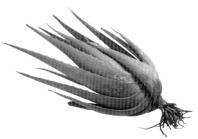

皮肤敷料应时常更换。每次更换时，要用大量的洁净水冲洗，将分泌物、腐烂的组织给去除，再敷上新鲜干净的敷料。**日光浴对于皮肤的好转反应也有帮助**。在日光浴之后，可以抹点苦楝油（详见 P106）。

5. 口腔溃疡

这是很常见的好转反应。口腔有溃疡，往往暗示着肠内黏膜也有溃疡。多漱口减少口腔毒素很重要。**可以用芦荟胶、椰子油来漱口**。燕麦糜也可缓解疼痛症状。

有溃疡时要减少刺激性的食物，例如洋葱、大蒜、辣椒等等。这些辛辣食物会让疼痛更严重。

6. 发烧

发烧时可以卧床休息，同时要注意保暖。**可以补充温橘子汁加海盐帮助退烧**。如果出汗了就要勤换衣物，保持皮肤干爽。发烧超过四个小时之后，可以用湿毛巾擦拭全身帮助退烧。

7. 疼痛

疼痛往往是因为淋巴中的毒素过多，没有实时排出。**热敷与按摩**对于疼痛类的好转反应很有效。要注意的是，如果局部有红肿热等发炎现象，**不可直接在患部热敷与按摩，以免让疼痛与发炎更严重**。

瑜伽体位法可以促进淋巴引流，静坐可以让感觉神经放松，这两个方法都可达到止痛的效果。

第二章　健康疗愈的四个阶段与七大指标

四个阶段

养成新的健康习惯时，健康状况会持续改善。我们大致可以将这个过程分成四个阶段：挣扎期、快速进步期、危险期、停滞期。

在刚开始养成新习惯时，需要坚强的意志力来与旧有习惯奋战。这个过程有点辛苦，我称之为挣扎期。在这个阶段，有些人很容易就放弃了，回到旧习惯的控制之下。此时可以利用我们前面介绍过的微习惯等策略，让度过这个阶段变得容易些。所有的困难一定有解决之道，重点是要找到对的方法。

度过挣扎期之后，健康的新习惯一旦养成，就会进入快速进步期。在这个阶段，健康状况持续改善，会让人十分兴奋，也会让人产生很大的成就感。

在快速进步期间，有时会遇到几波比较大的好转反应，症状可

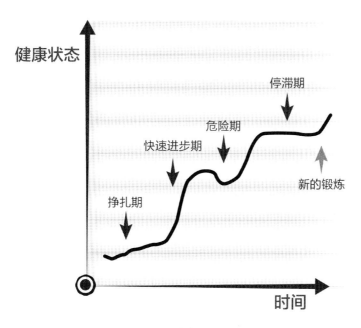

▲健康疗愈的四个阶段。

能很严重，但来得快也去得快。好转反应过后，身体健康状况就会变得更好。

身体健康改善之后，会放松对坏习惯的警惕，我称之为危险期。有些人身体变好之后，又开始没有节制，消耗自己的身体。我们要警惕这种故态复萌的状况。

平安度过危险期之后，就近入停滞期，此时新的好习惯已经很稳定了。健康状态的提升也达到一定程度，而不用再改善了。这时候想要更上层楼，就要继续养成其他的好习惯，或者进行锻炼。是否能突破停滞期，就要看自己是否有足够的想变得更健康的渴望。

七大指标

健康七大指标指的是：睡眠、食欲、排便、体力、脑力、情绪、免疫力。根据这些指标可以来评估身体的健康状况。

(1) 睡眠	是否容易入睡？睡眠深度是否足够？醒来时是否有精神？
(2) 食欲	每餐之前是否都会肚子饿？吃饭后是否会疲倦想睡、胀气？
(3) 排便	每天是否有 2 ~ 3 次的排便，且排便顺畅？
(4) 体力	精神与体力是否足以应付工作、生活所需？
(5) 脑力	记忆力、理解力、思考力好不好？是否足够应付工作、生活所需？
(6) 情绪	是否能够维持平静稳定的情绪？生气、忧虑、兴奋等情绪是否会持续太久而影响生活？
(7) 免疫力	每年感冒的次数是否减少？每次身体不适，是否休息之后隔天就能恢复？

　　长期而言，七大指标都有稳定的改善，那就表示身体的健康状况在进步。我们不用是否有症状来评估身体是否改善，因为有时候身体改善时，反而会有暂时性的症状（好转反应）。

健康状态自我评估表

项目	问题	分数	内容
睡眠	（1）入睡时间	10	5 分钟内
		5	60 分钟内
		0	整夜无法睡着
	（2）起床时的精神	10	精神饱满，不想赖床
		5	很累，情绪不好
		0	无法清醒
食欲	（1）饥饿感	10	每餐之前都会肚子饿
		5	每天至少有一次肚子饿
		0	完全吃不下
	（2）饭后症状（如胀气、胃痛、腹痛）	10	没有不舒服
		5	偶尔会不舒服
		0	总是不舒服
排便	（1）排便次数	10	至少 1 天 1 次
		5	至少 3 天 1 次
		0	会超过 3 天才排便
	（2）解便时间	10	少于 5 分钟
		5	20 分钟内
		0	超过 20 分钟，甚至无法自解

（续表）

项目	问题	分数	内容
体力	（1）精神	10	睡觉之前，精神都很好
		5	到了下午会精神疲乏
		0	早上就会想睡觉
	（2）手脚温度	10	手脚总是温暖的
		5	偶尔手脚冰冷
		0	总是手脚冰冷
脑力	持续用脑时间（如工作、看书、学习）	10	可以超过2个小时
		5	可以超过1个小时
		0	无法超过10分钟
情绪	情绪起伏（如生气、兴奋、焦虑、悔恨、沮丧）	10	总是非常平静
		5	偶尔会有情绪起伏
		0	每天好多次
得分（总分100分）			

　　※ 你可以利用这个健康状态自我评估表定期给自己的健康打分。每一个问题满分是10分，10个问题总分是100分。看看养成微习惯后，是否能让自己的健康成绩越来越高。

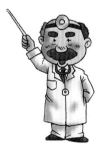

第三章　环境毒素

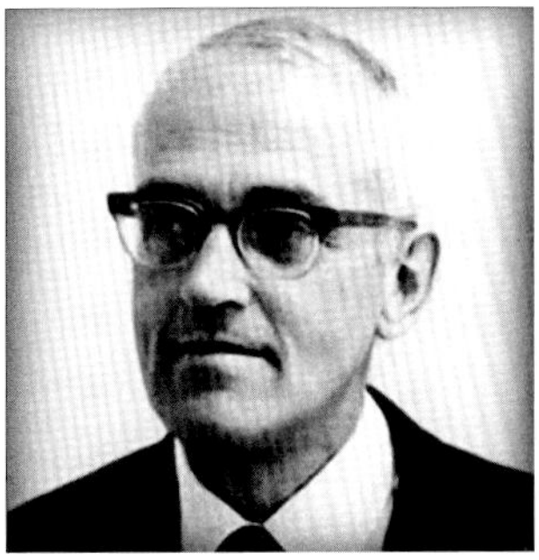
▲地质学家克莱尔·卡梅伦·派特森（Clair Cameron Patterson）

首先跟大家讲一个故事。大家知道，目前的汽油都是无铅汽油，因为铅对我们身体有很大的危害，会造成贫血与脑部疾病。但是禁用含铅汽油并不是凭空得来的，这要感谢美国的地质学家克莱尔·卡梅伦·派特森（Clair Cameron Patterson）。他在研究地球年龄的时候，发现从1923年起，环境中的铅浓度逐年提高到不可思议的程度。这是因为四乙汽油公司生产的四乙基铅开始添加到汽油当中。他经过30年的努力，不断与财团和利益团体周旋，终于在1996年的1月1日，使美国汽油全面禁止添加铅！

派特森博士说："我能够看穿国王的新衣，只因为我有点孩子气。伟大的科学家，应该抛弃舒适的生活，只为了一丝闪亮的光，去走那看似不可能的路，发掘人生的美丽和意义。"

你是否曾经有过疑惑：明明已经吃得很健康，为何还是会生病？生活习惯与饮食习惯都相同的两代人，为何孩子比父母更容易生病？医学与科技越来越发达，为何人们的健康状况却每况愈下？这些问题的答案，可能都是——环境毒素。

试着回忆这些重大的食品安全事件：多氯联苯的米糠油事件、镉米、馊水油、三聚氰胺奶粉、毒淀粉、瘦肉精。食品安全是我们这一代人所面临的严峻考验。

台湾地区石化工业发达，但六大环境毒素——塑化剂、生长激素与雌激素、工业用有毒塑料、有机氯化物、农药、重金属，几乎每种都与石化工业有直接或间接的关系。

石化产品是从石油中提炼出来的。石油不仅可提炼成各种油品，当作我们的能源来源，也有将近40%的石油被用来制成各种塑料、西药、农药、油漆等其他工业原料。石化产品制造过程中，会经过高温高压的制程，改变石化产品的化学性质。

因此，石化产品很难被人体的酵素系统所分解。石化产品一般都是脂溶性的。无法被人体所分解的石化产品，就会被储存在人体的脂肪内。**很多石化产品具有环境激素的特性，会干扰人体的内分泌系统，产生各种症状。**

举个例子来说吧！PVC（聚氯乙烯）是使用最普遍的塑料之一。PVC的普遍性应用是因为其可塑性很强，举凡保鲜膜、水管、瑜伽垫、书包、食品包装、玩具、塑料地板、点滴袋等等，五花八门的应用很多。

但是 PVC 也造成了很大的环境污染。

在 PVC 的生产阶段，可能会产生汞污泥、二氯乙烷、氯乙烯等废弃物，具有肝毒性。为了让 PVC 变得柔软，会添加 DEHP 等塑化剂。为了让 PVC 变得耐用，要添加铅、镉、锡等重金属作为安定剂。**PVC 塑料在废弃阶段，如果被送到焚化炉，就会产生世纪之毒——二噁英；如果是被掩埋，就会溶出重金属与塑化剂，污染土地与地下水，再通过食物链回到人体内。**

二噁英有什么危害呢？主要是毒害肝脏与骨髓。肝脏是负责解毒、排毒最重要的器官，骨髓负责制造血细胞、免疫细胞。二噁英也是一种环境激素，会造成不孕。另外，世界卫生组织在 1997 年 2 月，宣告二噁英为一级致癌物。

DEHP 是一种环境激素，可能会造成流产、婴儿气喘、外生殖器异常、内分泌混乱、不孕。**重金属汞会造成大脑功能异常，铅会造成贫血，镉会造成骨质疏松。**重金属会堆积在神经系统与骨骼中，并对肝脏、肾脏等排毒器官带来很大的负担。

再以石化清洁剂为例。目前人类使用的清洁剂，98% 为石化清洁剂，包括洗衣粉、洗洁精、地板清洁剂、洗发精、沐浴乳等等。这些石化产品容易造成过敏体质。当人体酵素系统不足以分解这些外来化学物质时，就会尝试通过慢性发炎的方式，从皮肤与呼吸系统排出，而造成过敏。

食品、药品与化妆品中常见的防腐剂 Paraben（对羟基苯甲酸酯类），原本欧盟的规定浓度是不超过 0.8%，但是从 2014 年开始降低为 0.14%，就是因为现代人接触的毒素总量太多，酵素系统被削弱得太厉害，以至于对于单一化学物质的解毒能力越来越弱，使得会过敏的临界浓度一再下降。

说到这里，大家应该能明白，**在心理、饮食、生活习惯这三大生病的原因之外，我们还要认识环境毒素，才能在疗愈之路上更顺利。**通过改善饮食、规律生活习惯、追求心灵成长来改善健康，是可以凭借自身的努力来达成的，然而要降低环境毒素，是不可能只靠自身的，因为环境毒素已经充斥在我们生活中的每个角落，必须靠大家通力合作才行。人体是生态系统的一部分，生态系统的每一个成员都健康，人体才可能健康。

那我们在生活上要如何避免环境毒素呢？以下分成几个部分来说明：

尽量避免使用含有石化产品的清洁用品、洗发精、沐浴乳、染发剂、化妆品、防晒乳、除汗剂、保养品、精油与香水。

很多清洁用品中会加入石化的表面活性剂，如 SLS、SLES 等等。建议使用弱碱性未添加香精的肥皂。皮肤是人体最大的器官，很多化学物质是可以经由皮肤吸收的，尤其是皮肤受损生病时，化学物质更容易经由皮肤进入人体。

自来水中的氯气，会干扰人体甲状腺的功能，所以最好在水龙头下方，安装一个除氯气的装置。很多家用清洁剂也都有氯的成分，也要尽量避免。与氯气同样属于卤素的氟，常常会被添加在牙膏里面。氟与氯一样，可能会抑制甲状腺的功能。

在衣服鞋帽的选择上，也是尽量以天然材质为主，比如棉、麻、羊毛、橡胶之类的材质。用石化人造纤维制造的衣服，容易让人体产生静电，干扰神经的传导。衣物也要以少用化学染料的为佳。

厨房中的用品，要尽量避免塑料材质。锅具可以采用不锈钢、玻璃或陶瓷材质的。避免使用铝锅，以免铝锅中的铝影响到大脑神经细胞。外出时，尽量自己准备餐具，以不锈钢、玻璃、陶瓷等材质为佳。

选择不使用化学肥料、农药、除草剂的低污染环保蔬果。以行动来支持对环境友善的农夫、厂商、餐厅。尽量吃当季、当地的原生种蔬菜水果，原生种植物病虫害比较少，农药残留的可能性低。减少食用肉、鱼、奶、蛋等荤食，它们往往有较高的环境毒素累积。

外出有空气污染时，要戴活性炭口罩；回家后，要赶快做半浴、洗鼻子，不要让污染物沾染在皮肤与黏膜上，持续地吸收。在办公室内，要注意空调是否有定期清洗与换气，座位不要离电脑荧幕太近；工作五十分钟，要到户外透透气、动一动。

个人要想获得真正的健康，除了自身要养成各种好习惯之外，也要与家人、朋友、社会、国家一起合作，努力降低我们环境中的毒素，让大家都健康起来。如果健康状况一直无法得到有效改善时，要检查一下自己周遭的环境，看是否有某种环境毒素的影响。

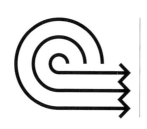

第四篇

加速迈向
健康大道

要让身体健康更上一层楼，或者说增加身体的本钱来应付外界的挑战，这时候就需要靠锻炼了。锻炼通常要在身体比较健康、没有症状的时候进行。在身体还没完全恢复时，锻炼会有反效果。锻炼的强度有一个 $i+1$ 法则，所谓 i 是指一开始的状态，$+1$ 是指增加的强度是身体能够接受的。强度太低没有效果，太高则会让身体垮掉。

下面跟大家介绍生食、洗冷水澡、运动、断食这几种锻炼方法。这些都能刺激免疫系统，让免疫力提高。除了身体的层次锻炼，心灵的锻炼也很重要。灵性锻炼的起点是从遵守内外在行为控制开始的。

第一章　养成锻炼的微习惯

多吃生食

　　前面有提过生食的方法与好处。生食可以刺激免疫力提升，提供酵素、维生素 C 等等。肠胃虚弱的人不适合吃太多生食，因为生食中的纤维没有被煮烂，对消化系统是一种负担，但是身体健康状态改善之后，就可以逐步增加生食的比例。多吃生食可以让人变得年轻、美丽、有活力，是长寿的秘诀之一。

　　生食包含生菜、水果、蔬果汁、坚果、冷压油等等。肠胃强壮的人，要完全生食也是可以的。但有些植物要避免生食，像豆类、蔬菜、树薯、马铃薯等高淀粉类蔬菜，含有秋水仙碱的金针菜，以及草酸含量高的植物（例如菠菜）等等。生吃十字花科蔬菜会抑制甲状腺功能，所以这类蔬菜不能吃太多。

洗冷水澡

健康的人可用冷水洗澡来锻炼身体。冷水可以振奋神经与免疫功能，促使体表血管收缩，又可以减少体温散失，让人对寒冷的抵抗力增加，减少感冒的机会。不过就像打疫苗一样，洗冷水澡也要避开感冒发烧等身体不适的时间，身体虚弱生病时不要进行洗冷水澡的锻炼，洗温水就好。

洗冷水澡同样要遵从洗澡的正确顺序：先冲肚脐，再冲下半身，然后冲下背部，最后是头顶以下的脊椎。这点非常重要，否则内脏器官可能会受到太大的冲击。按照这个顺序，身体会逐渐适应水的温度，而不会觉得很冷。冲好水开始抹肥皂时，身体反而会热起来。

想要尝试洗冷水澡的人，可以从夏天开始练习。刚开始的时候，给自己设定一个微目标就好，譬如膝盖以下洗冷水就好，让自己不要对洗冷水澡产生恐惧与逃避的心理。等到习惯养成之后，再将目标定为肚脐以下洗冷水就好。如此渐进，最终就可以养成完全洗冷水澡的习惯了。

另外一种循序渐进的方式是调整水温。一开始可以比体温低2～3℃，等成功适应之后，慢慢降低水温到与室温一样。

冬天要洗冷水澡，可以先打开浴室暖风机，或者用热水冲洗浴室，让室温上升，减少洗冷水澡的心理障碍。其实洗冷水澡最大的心理障碍是冲冷水之前想象中的恐惧。一旦开始冲冷水，实际情况往往不像想象中的那么可怕与寒冷。

运动锻炼

宇宙中的每一个分子都在不停地运动，生生不息、不断变化。每一个生命个体为了适应环境的变化，也必须要不断地改变，不论是在心智上还是在肉体上。当我们的心理、肉体不再努力做出改变去适应这个世界时，生命也将走向终点。因此，运动对健康非常重要。

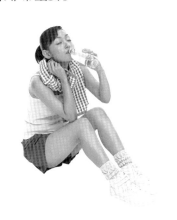

当我们运动时，血液与淋巴循环会加快，可以加速带走组织间的废物。组织间的废物堆积会造成慢性发炎、器官功能退化，产生各种慢性病。运动则可以清除这些废物，进而改善疾病与症状。

当我们运动时，体温会上升，可以增加新陈代谢率，让细胞内的各种生化反应加速，该合成的合成，该分解的分解。体温上升还有一个好处，就是可以抑制各种病原菌的生长，免疫力也得到提升。病毒、细菌、真菌的增生会造成各种疾病，甚至癌症也与很多病原菌息息相关。运动带来的体温上升，可以减轻这些病原菌带来的疾病与症状。

当我们运动时，肌肉会增加，脂肪会减少。肌肉与脂肪比例对健康影响很大。肌肉多可以提升新陈代谢率与体温，肌肉还可以是血糖与蛋白质的储藏库。肌肉增加，代表我们对抗疾病的"本钱"也增加了。过剩的营养，通过运动锻炼，可以转化为肌肉，若是不运动的话，就只能转化为脂肪了。

　　脂肪过多，则可能会造成慢性发炎、器官功能下降。现代人的生活状态与饮食习惯，造成脂肪只进不出，而运动是最好的增加肌肉与降低过多脂肪的方法。

　　但是要达到增加肌肉、减少脂肪的目的，有几点要注意：

　　（1）要兼顾有氧运动、重量训练、肌肉伸展等运动。

　　（2）运动时间要适中。

　　（3）选择正确的容易消化的食物。

　　有氧运动是指会运用到全身肌肉的中低强度运动，且可以让心跳达到最大心跳数的七成，而持续时间为每次 30 分钟以上，像慢跑、跳舞、打球、骑脚踏车、游泳等，都属于有氧运动。中低强度的运动，是让人有点喘，但还可以讲话的程度。预估最大心跳数（次 / 分钟）的公式为：用 220 减去自己的年龄。例如一位 40 岁且没有心血管疾病的男性的预估最大心跳数为 220-40=180，180 的七成是 126，这样的运动强度是最适合的。

　　搭配重量训练，可以在运动之后持续消耗热量与脂肪，且能够增加肌肉。重量训练的重量选择要适当：如果做不到 6 下，那就是太重了；如果可以轻松做到 12 下，那就是太轻了，没什么效果。重量训练最好可以请教有经验的教练。

　　运动的时间太短，则没有效果，无法消耗脂肪。运动时间太长，则会增加身体压力，反而会消耗肌肉、降低免疫力。运动的时间以 30 分钟到 45 分钟为宜。

　　运动之后，选择营养丰富且好消化的食物，才能有效恢复身体，增

加肌肉。**食物分量要足够，总热量要适中，糖类、蛋白质、脂肪各种营养素要均衡**。选择洁净无毒的食物也很重要，否则运动会让身体受到环境毒素更严重的影响。

当我们运动时，可以释放压力。压力是造成人体生病的一大因素。现代人脑袋中充满了各种停不下来的念头，消耗了大量的能量，产生了许多酸性废物。而我们运动时，可以让大脑暂时停止思考，这是在给大脑休息的机会。当我们有各种压力无法释放时，做 30 分钟的有氧运动，是释放压力的好方法。

运动可以改善食欲，增强消化力。消化不良是现代人生病的重要原因之一。消化力增强可以让吸收营养的效率更高，而有了好的营养，排毒的效率就会更高。因此，运动可以让瘦的人胖起来，让胖的人瘦下来。

运动可以改善排便。现代人长期坐在椅子、沙发上，会造成气血不通，肠子蠕动功能变差，常有便秘的问题。运动可以促进肠道蠕动，改善便秘。

运动可以改善睡眠质量。上面所说的运动的种种好处，促进排毒、降低病原菌感染、降低脂肪引起的慢性发炎、释放大脑压力、改善肠道功能，每一项功能都能帮助我们睡得更好。

总之，运动就是这样一种可以让我们变得更年轻、更健康、更有活力、工作能力更强、更迷人的方法。**体力虚弱时可以先从走路开始，等体力改善之后，快走、爬山、跳舞都是很好的运动**。

我在这里也跟大家介绍一种舞蹈——高士基舞。**高士基舞是一种心灵之舞，除了有运动的种种好处外，还能拓展我们的心灵，改善脑部、脊椎、腺体、腹部、骨盆腔、四肢、关节的气血循环**。

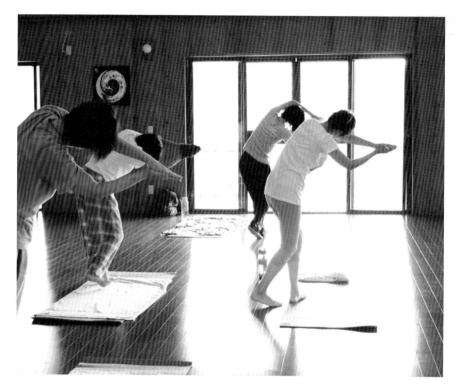

　　●**手的动作是：**双手并拢上举。整个动作共 18 拍，可分右侧弯 5 拍，左侧弯 5 拍，前弯 3 拍，后弯 3 拍，最后双脚踏踏 2 拍。

　　●**脚的动作是：**右脚前脚掌部位在左脚后方点地。左右交换重复。

　　最后再次强调一下，改善健康，要先降低饮食与生活用品中的毒素，再来做运动，这样才安全。此外，身体虚弱的人，一开始只适合做一些轻松的运动，如散步、缓慢的高士基舞，才不会出现反效果。

高士基舞分解动作

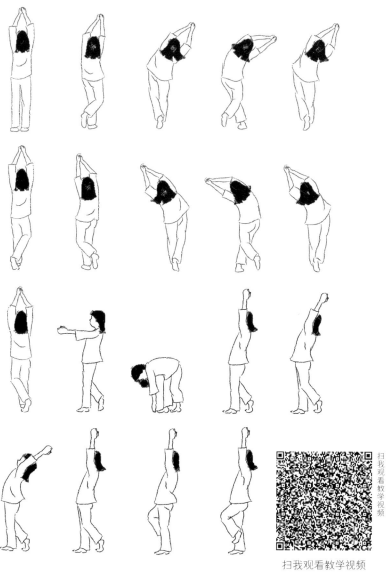

扫我观看教学视频

第二章　断食排毒法

　　断食可说是最古老的自然疗法之一，各种动物在生病时都会本能地断食。有养狗的朋友可以观察到，当狗生病时，它会吃草催吐，找个地方安静地休息，多喝水、不吃东西，直到身体好起来。

　　生病时的各种症状，与身心毒素有关。断食就是在加速这些毒素的排出。

　　过多的糖、脂、蛋白质等食物，堆积在我们身体里面，来不及处理，就会造成肝、肾等排毒器官的疲劳；血液中的血糖、血脂肪、尿素、尿酸等过多，就会产生种种症状。这就是身体的毒素。

　　长期的心理压力，会导致自主神经与内分泌失调，分泌过多的压力激素，使得免疫力下降，大脑与肌肉萎缩，内脏器官衰弱，细菌病毒增生。这就是心灵的毒素，它会造成身体的毒素增加。

　　断食的时候，身体的能量与营养素都可以节省下来，全力地排除这些血液中的毒素与压力激素。即使还没有生病，身体也常常累积了过量

的身心毒素。如果能够规律地断食，就可以预防生病。

断食是指自愿不吃东西。如果是被迫的，那就不叫断食，而是饥饿，并不会得到断食的好处。

断食的时间

农历的每月十一与二十六，是很多瑜伽修行者断食的日子，这是因为在新月与满月前做断食，可以减轻新月日与满月日时月亮对情绪造成的影响。我自己的经验是，选择这两个日子做断食，可以与全世界的修行者同步，更容易进入断食的波流。

当然，如果因为工作的关系，不方便断食，也可以选择能够完全放松的假日来做断食。一个完整的断食时间，是从断食日前一天的晚餐，一直到断食日隔天的早餐，大约是36个小时。

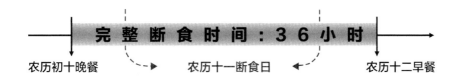

完 整 断 食 时 间：３６ 小 时

农历初十晚餐　　　　农历十一断食日　　　　农历十二早餐

断食前的准备

事先规划好断食的日子，潜意识会开始运作，身体会自动调整好状态，心理上也比较不会抗拒。

在断食前一天，就要开始准备，要尽量吃好消化的食物，断食日才不会太过难受，像肉、海鲜、牛奶、鸡蛋、豆制品、烧烤油炸等高温料理，都要避免。同时多吃蔬菜、水果这些有丰富维生素、矿物质、纤维质、蔬果酵素的食物，储备断食排毒所需的营养素。

断食日前一天的晚餐不要太晚吃，也不要吃得太多，并要早点上床睡觉，让身体充分休息，断食当天才有足够的能量来排毒。

断食日的注意事项

断食当天要喝大量的水来帮助排毒。水里面要加一点柠檬汁与盐，让排毒的功效更好。柠檬汁可以提供维生素 C 等抗氧化剂，还有碱性的钙、镁、钾等矿物质，而柠檬酸可以促进新陈代谢与螯合重金属。盐可以调和酸味，降低酸味对口腔与胃黏膜的刺激。盐的用量不需太多。

断食当天，要尽量休息，节省能量，不要做太过劳心劳力的工作，但是可以做一些听音乐、画画、散步等轻松的活动。如果累了，可以小睡片刻，但是不要超过 30 分钟，也不要在下午 3 点之后小睡。

断食日排毒量大，要多做半浴（详见 P80 ~ P82），清除眼睛、鼻子、口腔中的毒素。舌苔会比较厚，可多用刮舌器清除舌苔。如果有流汗，也可以多冲澡，不要让毒素留在皮肤上。

疲倦、头晕、头痛是常见的好转反应。**半浴、静坐、瑜伽体位法、按摩、热敷**，都有助于缓解疼痛。

肝脏不好的人，断食容易有低血糖的症状。低血糖的症状是心悸、冒冷汗、脸色苍白、躁动不安。这时可以补充稀释的蜂蜜水、黑糖水来提高血糖浓度，补充能量。

由于大脑受到排出毒素的影响，常常会有各种莫名的情绪，例如悲伤、愤怒等等，所以断食时不要与他人进行关键对话，或者做任何重大的决定。陪伴的家人也要了解这种现象，给予支持与体谅。

断食日隔天如何复食

断食后的复食非常重要，**不可以马上吃很难消化的食物**，否则会伤害消化器官。在复食之前，可以先用浓的柠檬盐水促进排泄。来自肝脏排出的毒素会留在肠道中，清肠可以加速这些毒素的排出。

清肠用的浓柠檬盐水，配比为 1000 毫升的水加上 3 个柠檬挤出

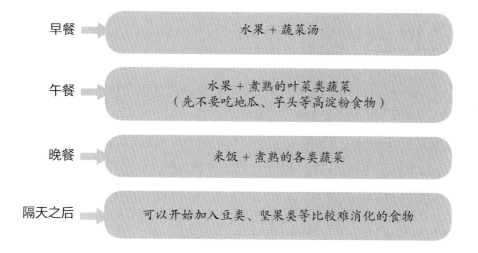

早餐 → 水果＋蔬菜汤

午餐 → 水果＋煮熟的叶菜类蔬菜
（先不要吃地瓜、芋头等高淀粉食物）

晚餐 → 米饭＋煮熟的各类蔬菜

隔天之后 → 可以开始加入豆类、坚果类等比较难消化的食物

的原汁与 1 汤匙的岩盐或海盐。这样的浓度对大多数人来说都可以达到清肠的效果。在 1 个小时内喝完 1000 毫升的浓柠檬盐水，之后就会有便意。

排便之后就可以开始吃东西了。复食的食物必须循序渐进，从容易消化的食物开始。

其他断食方法

除了上面介绍的柠檬水断食法之外，还有无水断食、半断食等断食法。无水断食可以让心灵更平静，是很多修行人采用的断食法，但是对很多慢性病患者来说并不适合，所以在这里我们不讨论。

对于慢性病患者来说，半断食可能更为适合。所谓半断食，是指断食时仍然有吃一些容易消化的食物，例如水果、椰子油、蔬果汁、蔬菜汤等等。慢性病患者与身体虚弱的人，身体储备的营养素不足，可能不足以支撑 36 个小时的柠檬水断食，那可以先从半断食开始，等到身体状况改善了，再进行柠檬水断食。

如果采用水果与蔬果汁作为半断食其间的食物，要注意不要用太甜的水果，以免刺激血糖与胰岛素。蔬果汁的准备，最好有一半以上是蔬菜，例如胡萝卜加上青苹果，或是莴苣、青椒、紫卷心菜加上青苹果。

蔬果汁的建议搭配

胡萝卜 + 青苹果　　OR　　莴苣 + 青椒 + 紫甘蓝 + 青苹果

什么人不可以做断食

孕妇、产后授乳的妇女、成长期的小孩、年纪太大的老人、极度虚弱的病人，这些人不要做断食。严重的慢性病患者要在医师的监控之下，调整断食的内容。例如有高血压、脑部疾病的患者要避免太咸的柠檬水，以免升高血压与脑压，造成意外。严重的肾脏病人，排出水分与电解质的能力差，要避免大量喝水、果汁与吃盐、水果。心脏病患者不可短时间内喝大量的水，以免造成水肿与心脏衰竭。

第三章　灵性的追求

身心是互相影响的，在追求身体健康的同时，也要有健康的心理，才能达成真正的健康。那要如何才能达成心理的健康呢？在前面我们讲到了，从食物、喝水、洗澡、睡眠、运动、日光浴、环境、瑜伽体位法等层面切入，这些除了能让我们的身体健康之外，也能促进我们的心理健康，改善我们的情绪。不过要达成完美的心理健康，还要更进一步有灵性的追求。

大家常常将身心灵放在一起讲，身体与心理大家容易理解，但是什么是灵性的追求呢？简单地说，身体与心理都是总有一天会消失不见的，灵性则是那个永恒的存在。那这个永恒的存在是什么呢？其实人类追寻这个永恒的存在已经有很久的历史了，有人称之为道，有人称之为神，佛家称之为空性，印度原始密宗则称之为至上意识。

老子《道德经》说："有物混成，先天地生。寂兮寥兮，独立而不改，周行而不殆，可以为天下母。吾不知其名，强字之曰道。"

《圣经》说："太初有道，道与神同在，道就是神。"

佛经说："是诸法空相，不生不灭，不垢不净，不增不减。"

物理学家在研究量子力学时，通过电子绕射、量子纠缠等实验，发现观察者在观察时可以改变现实，暗示了整个宇宙其实是一个不可分割

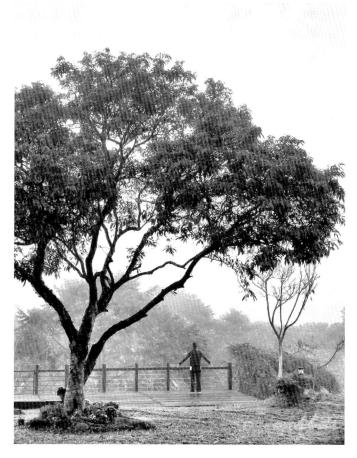

▲ 灵性的追求，可以带来心理的健康。

的整体。这个世界的组成，除了物质、能量之外，还有更基本的——意识。

意识遍布于万事万物之内。当我们体认到了万事万物系出同源，所思所为，皆本着万物一体的理念去做，就是一种灵性的追求。这种灵性的追求，可以带来心理的健康；心理的健康，又会带来身体的健康。

耶鲁大学一项刊登在 2015 年《临床心理科学》（*Clinical Psychological Science*）的研究指出，帮助别人可以令人心情变好。**参加研究的志愿者每天帮助人的次数越多，他们的情绪就越正面，精神健康就越好。**那些帮助别人特别多的参加者，即使想起日常的压力时情绪也不会变得负面。相反地，较少帮助人的参加者心情较差，面对压力时情绪亦较负面。

生物学家也发现，当我们真心助人、与人有亲密的互动、亲近大自然时，我们体内的血清素、催产素与脑内啡的分泌会增加，带给我们愉悦的感觉，从而避免种种忧郁、消极、自卑等负面情绪，身体健康状况也会改善。

相反地，当我们没有这种万物一体的认知时，就容易自私自利，做出种种伤害他人、动物、大自然的行为。这些行为会给我们的潜意识心理带来沉重的压力，造成我们身体的紧绷，而自己却不容易察觉到，最终会导致身体生病。

要达到心理的纯净，最好的方式就是遵守外在行为控制（Yama）及内在行为控制（Niyama）。这也是开始灵性锻炼的第一步。

外在行为控制可分为 5 个部分

（1）**不伤害**：不以思想、语言及行为伤害任何生命。

（2）**不亏于心**：思想、言语及行为皆以他人福祉为
依归。

（3）**不偷窃**：断除占有他人财富之渴望与行为。

（4）**心不离道**：万物一体，视万事万物皆为"道"
之显现。

（5）**不役于物**：不贪图维持生命以外多余的舒适
享受。

内在行为控制可分为 5 个部分

（1）**洁净**：尽力维持身体、心理与环境的纯净。

（2）**知足**：活在当下，知足常乐，但努力追求身
心灵进步。

（3）**服务**：有使命感，愿意承受心理与肉体的痛
苦去行善，为万事万物谋求福祉。

（4）**研读经典**：正确清晰地了解灵性经典及哲学。

（5）**静坐**：接受至上意识为自己永恒的庇护。

疾病是进化的象征

动物不像人类有这么多疾病，而低等生物如细菌是不会生病的，当环境发生变化，细菌就直接死亡了。身体与心灵越复杂的动物，疾病也就越多。在某种意义上，这些症状与疾病，让我们与环境可以达成新的平衡，从而延长我们的寿命，而不是环境一发生改变，就造成个体的死亡。

动物与植物的意识不开展，大都顺着它们的天性来生活，吃着固定的食物，在特定的季节交配。你很少看到纵欲过度而变成大胖子的野生动物吧？

但是人类因为有比较开展的意识，这就造成人类有一种追求无限的渴望。一开始，人们会在物质世界中追求食物、异性、财产、名声，追求无限。但很快人们就会发现：资源有限，欲望无穷。在物质世界中是追求不到无限的，而且还会造成压力与疾病。也因此，对无限的渴望就没有满足的一天。

唯有将这种渴望导向对无限宇宙本体的追求，才能得到真正的满足，也才能完全治愈各种身体上与心理上的疾病。

生病会给人带来总总不舒服，但是也会带来改变的渴望，最终带领人们走上真正喜悦的道路。这条路很长，我自己花了好几年时间，也只是刚入门而已，但是走在这条路上本身就是一种幸福。我也终于明白：疾病本身就是意识进化的象征；所有的磨难，都是人生的礼物。

天下杏林，无药不破，唯爱不破

回首来时路，我要感谢两位女人。

一位是我的妈妈。妈妈在我人生的旅途上，不管哪一个阶段，都百分百地支持我，鼓励我。走上自然医学之路，妈妈也相信我的选择。经过这几年对自然医学的探索，我忽然明白，妈妈的爱与信任是让我能够健康的关键。

一位印度的医生朋友讲过一段话："我在这一生当中所得到的经验是：医生的功能并不是治疗病人。病人会治愈他自己，医生只是给他一个爱的环境，给他希望。医生只是给他信心，并恢复他活得更久的渴望。一切他所使用的医药都只是次要的帮助。"

对于这段话，我深有同感。同一种疾病，可以被不同的疗法治好。同一种疗法，却治不好所有的病人。

爱，真的是很关键的因素。

在母亲患癌症时，我带着她到处求医，寻求各种西医与自然疗法。当时的我还不了解心灵力量的重要。如果时光能重来，我会想办法创造一个充满信心、希望与爱的环境，帮助妈妈的疗愈。

第二位我要感谢的女人是我的妻子吴静仪女士。静仪跟我一样，也是对灵性充满渴望，也是相信自然疗法的人。在我学习各种自然疗法的过程中，她的高敏感度体质，带领着我去用心感受，打开了我的心门。

写下这本书，将这份爱传达给你们，愿各位在身心灵的各方面，都得到祥和平安。

微习惯养成记录表（做到请打√）					
项目　　　日期					
天亮前起床					
按时排便					
饿了再吃					
细嚼慢咽					
七分饱					
饭后散步					
工作 50 分钟后休息					
一天喝水 3000 毫升以上					
40 分钟运动					
日光浴					
正确洗澡					
练习瑜伽体位法					
静坐 2 次					
一周不超过 1 次性行为					
10 点前睡觉					
帮助他人与动植物					